Hayykitap - 231
Hayat Güzeldir - 33

**Karatay Diyeti'yle Beslenme Tuzaklarından Kurtuluş Rehberi**
Prof. Dr. M. Canan Efendigil Karatay

Editör: Nihal Doğan
Kapak Tasarımı: Mükremin Seçim
Canan Karatay'ın Kapak Fotoğrafı: Öznur Kılıç
Sayfa Tasarımı: Turgut Kasay

ISBN: 978-605-5181-38-3
1. Baskı: İstanbul, Ekim 2013

Baskı: Yıkılmazlar Basım Yay.
Prom. ve Kağıt San. Tic. Ltd. Şti.
Evren Mah. Gülbahar Cad. No: 62/C
Güneşli - İstanbul
Sertifika No: 11965
Tel: 0212 630 64 73

**Hayykitap**
Zeytinoğlu Cad. Şehit Erdoğan İban Sk.
No: 36 Akatlar Beşiktaş 34335 İstanbul
Tel: 0212 352 00 50 Faks: 0212 352 00 51
info@hayykitap.com
www.hayykitap.com

# Karatay Diyeti'yle Beslenme Tuzaklarından Kurtuluş Rehberi

Prof. Dr. M. Canan Efendigil Karatay

## Prof. Dr. Canan Efendigil Karatay

1943 yılında Elazığ'da doğdu. 1961 yılında Üsküdar Amerikan Kız Lisesi'nden, 1967 yılında da İstanbul Üniversitesi Tıp Fakültesi'nden mezun oldu. 1972 yılında İstanbul Üniversitesi Tedavi Kliniği'nde iç hastalıkları uzmanlık eğitimini tamamladıktan sonra, İngiliz hükümeti bursu ile Liverpool Regional Cardiac Center'da kardiyoloji alanında uzmanlık eğitimine başladı.

1974-1976 yılları arasında İstanbul Üniversitesi Tedavi Kliniği'nde baş asistan olarak çalıştı. Bu sırada Türkiye'de bir kardiyolog olarak (cerrahi yardım almaksızın) bir ilki gerçekleştirdi. Kalıcı ve geçici kalp pili implantasyonu tekniğini başarıyla uyguladı.

Koroner Yoğun Bakım'da 'Vena Subklavya Ponksiyon' tekniğini yerleştirdi.

1976-1978 yılları arasında, Güney Afrika Cape Town Üniversitesi Groote Schuur Hastanesi'nde, dünyada ilk kez kalp nakli ameliyatını gerçekleştirmiş olan Christiaan Barnard'ın ekibinde çalışarak, doçentlik tezini kalp nakli yapılmış olan hastalar üzerinde gerçekleştirdi ve 1979 yılında doçent oldu.

İstanbul Üniversitesi Kardiyoloji Enstitüsü'nde, Cape Town'da eğitimini görmüş olduğu (şu anda ülkemizde yaygın bir şekilde uygulanmakta olan) 'femoral arter' yolu kullanılarak yapılan koroner anjiyografi tekniğini (Judgkin tekniği) yine ilk kez ülkemizde uyguladı ve bu uygulamayı ülkemize yerleştirdi.

1987-1995 yılları arasında State University of New York Health Science'ta kalp hastalıkları alanında araştırmalar yaptı.

1986 yılında kalp hastalıkları uzmanı, 1998 yılında profesör, 2002 yılında da 'European Cardiologist' (Avrupa kalp hastalıkları uzmanı) oldu.

1995-1997 yılları arasında Gaziantep ve İstanbul'daki birçok özel hastanede, 'koroner yoğun bakım' ve 'koroner anjiyografi laboratuvarları'nı kurdu.

1997-2002 yılları arasında Yeditepe Üniversitesi Tıp Fakültesi, 2002-2006 yılları arasında da Kadir Has Üniversitesi Tıp Fakültesi'nde öğretim üyesi olarak görev yaptı.

2006-2010 yılları arasında Türkiye'deki ilk ve tek sağlık üniversitesi olan İstanbul Bilim Üniversitesi'nde kurucu rektör olarak görev yaptı.

2012 yılından itibaren Kadıköy Florence Nightingale Hastanesi'nde İç Hastalıkları ve Kardiyoloji Profesörü olarak çalışmaktadır.

'Kolesterole Kuşkuyla Bakanların Uluslararası Ağı' (The International Network Of Cholesterol Skeptics - THINCS) ve 'Uluslararası D Vitamini Konseyi' üyesidir. Bu oluşumlardaki diğer üyeler ile sürekli bilgi alışverişinde bulunmakta ve tartışmalara aktif olarak katılmaktadır.

Profesör Karatay'ın *British Heart Journal, Cardiovascular Research, American Journal of Emergency Medicine, Europace, British Journal of Nutrition* ve *Türk Kardiyoloji Derneği Arşivi* gibi yerli ve yabancı birçok bilimsel dergide çalışmaları yayınlanmıştır.

Hayykitap'tan yayımlanmış *Karatay Diyeti, Karatay Diyeti'yle Yaşam Boyu Sağlık, Karatay Mutfağı* ve *Karatay Diyeti'yle Obezite ve Diyabete Çözüm Var* adlı dört kitabı bulunmaktadır.

M. Canan Efendigil Karatay, Ali Başak Karatay ile evlidir ve çiftin Mehmet Rahmi Karatay adında bir oğulları vardır.

# 5 kitabımın kısa öyküsü

Nisan 2011'de Hayykitap tarafından yayımlanan ***Karatay Diyeti***, Türk halkı için bir dönüm noktası oldu! Binlerce kişi yalnız bu kitabı okuyarak sağlığına kavuştu. *Karatay Diyeti* yanlışları düzeltti, okuyanlara şifa oldu, çünkü bilimsel olarak sağlıklı beslenme ve yaşam biçimini anlatan, hastalanmamak için ne yapmalıyız sorusuna cevap veren, son yüzyılın vebası sayılan kronik/dejeneratif hatalıklardan muzdarip olanlara iyileşme yolunu gösteren öneri ve bilgilerle dolu bir rehberdi Karatay Diyeti! Haliyle 50 yıllık bir kalp ve iç hastalıkları profesöründen gelen ezberleri bozan bu öneriler kafaları karıştırdığı gibi birçok soruyu da beraberinde getirdi!

Halkımızdan gelen yüzlerce soru üzerine bazı konuları daha da detaylandırarak ikinci eserim olan ***Karatay Diyeti'yle Yaşam Boyu Sağlık*** kitabını kaleme aldım. Sonrasında ise "İyi ama ne yiyelim, sizin dediğiniz sağlıklı yiyeceği nereden bulacağız, bu devirde mevsimine göre nasıl doğal beslenelim, iş güç koşuşturma arasında sağlıklı yemeği nasıl pişirelim?"gibi sorular arttı. Hemen herkes "Farklı neler yiyebiliriz, hem lezzet hem sağlık bir arada olmaz mı?" diye soruyordu. İçinde Karatay Diyeti prensipleriyle hazırlanmış yemek tariflerinin olduğu bir 'yemek kitabı' istiyorlardı. İşte ***Karatay Mutfağı*** da bu 'pratik' ihtiyacın bir sonucu olarak ortaya çıktı.

Tabii ki 70 milyonluk bir ülkede yaşıyoruz, her ne kadar yayınevimle birlikte halk sağlığı adına yüksek kâr amacı gütmeden kitap fiyatlarını minimum düzeylerde tutmaya çalışsak da kitaba ulaşamayan birçok insan vardı. Katıldığım televizyon programlarında ve gazete röportajlarında da süre elverdiğince anlatmaya çalışsam da, bu süre içinde gelen birçok geri bildirim ve sorulardan, obezite/diyabetin temel nedeninin hâlâ net olarak anlaşılamadığı ortaya çıkıyordu. İşte bunun sonucunda da Türkiye'deki 20 milyon fazla kilolu, 20 milyon obez ve 10 milyon diyabetli için 20 adımda çözüm yolu gösteren, dördüncü kitabım ***Karatay Diyeti'yle Obezite ve Diyabete Çözüm Var*** yazıldı.

Elinizdeki beşinci kitabın, ***Karatay Diyeti'yle Beslenme Tuzaklarından Kurtuluş Rehberi***'nin yazılmasının nedeni ise yağlar! Çünkü dört kitabımda anlatmış olmama rağmen, halkımızdan gelen sorular 'yağ' konusunun hâlâ anlaşılamadığını ve bu konunun detaylı bir şekilde altının açılması gerektiğini gösterdi. 'Az yağlı/düşük kalorili diyetler'in faydası olmadığı gibi, sağlığımıza neden zarar verdiğini bilimsel gerçekler ve kanıtlarla açıklamak zorundaydım. Çünkü kabul edilenin aksine obezite, Tip-2 diyabet, kalp krizi ve felç gibi kronik/dejeneratif hastalıkların, genç yaşlardaki sakatlıkların ve ölümle sonuçlanan birçok hastalığın nedeni, aslında vücutta 'sağlıklı yağların' olmaması! Halkımızda yerleşmiş ve son derece gereksiz olan doğal beslenmiş hayvanların 'içyağı, kuyrukyağı, tereyağı' korkusunun giderilmesi gerekiyor!

Son bilimsel gerçekler, sağlıklı doğal yağların tüketilmediği durumlarda hastalıkların arttığını gösteriyor. Eski genel bilginin ve bu eski bilgilerle kabul edilenin aksine, ölümcül hastalıkların, erken ölümlerin ve sağlıklı olarak yaşayamamamızın nedeni, aslında aşırı bir şekilde tüketilen yüksek glisemik indeksli yiyecek ve içecekler (şeker oranı yüksek karbonhidratlar) ve bu yiyeceklerin içindeki 'trans' yağlardır! Sağlıklı yağ ile sağlıksız yağ arasındaki 'farkın' iyi anlaşılamamasıdır.

Bu kitapta son yıllarda tüm dünyada ve ülkemizde 7'den 70'e her yaş grubunda hızla artan kronik/dejeneratif hastalıkların biz farkında olmadan nasıl beslenip geliştiği ve bu hastalıkların, sağlıklı beslenme ve yaşam biçimi ile nasıl önlenebileceği herkesin anlayabileceği bir dille anlatılmaktadır. Bu kitap temelde genel bir halk sağlığı kitabıdır ve halkı bilgilendirme amaçlıdır. Kitapta sunulan bilgilerin yanlış anlaşılmasından ve yanlış uygulanmasından doğabilecek her türlü sağlık sorunu, hasar veya kayıptan yazar ya da yayıncı sorumlu tutulamaz!

*Bu kitabı hekim ordusun isimsiz kahramanlarına; asıl çileyi çeken, özel hayatından önce halk sağlığını düşünen, halkımızın sağlıklı kalması için çabalayan, hastaları sağlığına kavuşturmak için ülkemizin en ücra köşelerinde canla başla çalışan sevgili Aile Hekimlerine ithaf ediyorum...*

# İçindekiler

# Önsöz

Bir alışverişten döndüğümüzde sepetimizi nelerle doldurursak dolduralım, 3 temel yiyecekle eve dönmüş oluruz. İşte bu sebeple öncelikle bu ana ve temel beslenme öğelerini sırayla açıklamak ve asıl konumuz olan şeker oranı düşük karbonhidratlarla (düşük glisemik indeksli yiyecek ve içeceklerle) beslenmenin faydalarını bilmemiz gerekir.

Yiyeceklerimizde bulunan 3 temel beslenme öğesine bilimsel olarak 'makronutrientler' demekteyiz. Besinlerimizde (ne yersek yiyelim), en başta proteinler olmak üzere, yağlar ve karbonhidratlarla birlikte üç ana 'makronutrient' bulunmaktadır. Ayrıca ek olarak liflerden de söz edilebilir. Çünkü lifli gıdalar da sağlık için gereklidir, fakat lifler ana besin maddesi grubunda sayılmazlar. Doğal ve bütün olarak tüketilen besinlerde, öğütülmemiş buğdayda ve rafine işlemi görmemiş tüm karbonhidratlarda zaten yeterli lif bulunmaktadır.

İnsan vücudu uçsuz bucaksız bir uzay gibidir, vücudumuza kısaca 'mikrokozmos' diyebiliriz. Ancak, binlerce enzim, onlarca hormon dengeli bir şekilde çalıştığı zaman sağlıklı bir vücuda sahip olabiliyoruz. Domino taşları gibi, tek tanesinde bir azalma ya da çoğalma olduğu anda, geri kalan tüm hormonal ve enzimatik dengemizde de bozukluklar gelişmektedir. 'Beslenme tuzakları' ise işte bizi tam da buradan vurmaktadır! Çünkü yediklerimiz ve yaşam biçimimiz hormonlarımızı çok çabuk etkilemektedir!

Genel olarak hormonal dengenin bozulması ile sağlığımızı kaybediyor ve düzeltilmesi ile sağlığımıza kavuşuyoruz. Elinizde bulunan bu kitapta, anabolik ve katabolik hormonları, bu hormonların görevlerini, işleyişlerini ve metabolizmamızı nasıl etkilediğini anlatarak bu konulara açıklık getirmeye çalıştım.

Tabii ki hormonal dengenin bozulması ile sık kilo alıp verme arasında da yakın bir ilişki var. Günümüzde kilo almanın temel nedenlerinden biri 'kalori hesabı'dır. Kalori hesabı ile insan vücudu bir havuz gibi ele alınıp, 'termodinamik' kuralları uygulanmıştır. Oysa insan vücudu için 1 kalori 1 kaloriye eşit değildir. Çünkü insan vücudu kapalı bir havuz değildir, havuz problemi biyolojik ve canlı bir varlığa uymaz, uygulanamaz. 1 kalori o vücuda ya da organizmaya girdiği gibi kalmaz, nereye gideceği, nasıl gideceği, ne için kullanılacağı bir bilinmeyendir! Kimse o 1 kalorinin ne olduğunu kestiremez, çünkü 'mikro-kozmoz' içine girmiş ve yok olmuştur. Uzaya gönderilen herhangi başıboş bir cisim misali... Bu nedenle, örneğin canlı bir organizma için "1500 kalori girsin, 1000 kalori çıksın o zaman kilo verilecektir" demek mümkün değildir. Yaşayan bir canlı için asıl önemli olan, enerji ya da kalorinin miktarı değil, 'enerjinin niteliğidir', kalitesidir.

Son bilimsel çalışmalar vücudumuza giren kalorinin niceliğinin değil, niteliğinin önemli olduğunu göstermiştir. Aynı zamanda, gıdalarımızın organlarımızda ve tüm vücut hücrelerimizde meydana getirdiği etkilerin ve uyarıların, ne gibi değişikliklere neden oldukları da önem kazanmıştır. Bu alanlarda ve konularda binlerce bilimsel çalışma yapılmıştır ve hâlâ yapılmaktadır. Bilim durağan değildir, sürekli gelişme ve ilerleme halindedir. Bu sebeple bilimde dogmalar kabul etmemiz mümkün değildir!

Vücudumuza giren bir gıdanın kalorisini bilmek ya da hesaplamak abesle uğraşmaktır. Asıl önemli olan o gıdanın vücuda girdiğinde ve hazmolduğunda nelere sebep olduğu, nelere dönüştüğüdür. Bir yiyeceğin, vücudumuzun hücrelerini nasıl etkilediğinin hayati önemi vardır! Kitabımda bu mekanizmaları detaylarıyla anlattım.

Kanda şeker ve insülin yüksekliği ile birlikte ileri yaşlarda ortaya çıkan, 'dejeneratif" diye adlandırdığımız şişmanlık, obezite, karaciğer yağlanması, diyabet, hipertansiyon, kalp krizi, felç, inme, kronik artritler, kronik bel ağrıları, kanser çeşitleri, Alzheimer, erken bunama, fibromiyosit gibi hastalıklar, bunların komplikasyonları sonucu meydana gelen sakatlıklar ve erken ölümler, günümüzde aileleri perişan etmektedir. Ayrıca ülkelerinin sağlık ekonomilerinde de kocaman bir kara delikler açmaktadırlar.

Oysa artık bilimsel olarak şişmanlık, obezite, diyabet, kalp hastalıkları, enfarktüs, inme, kanser gibi hiperinsülinemik hastalıkların, yani insülin yüksekliği hastalıklarının önlenebilir olduğu, tedavilerinin daha kolaylaştığı bilimsel olarak gösterilmiştir. Başta beslenmenin düzeltilmesi ve hareketin artırılmasıyla bu hastalıklar gerileyebilmekte, düzelebilmekte ve önlenebilmektedir.

Hükümetimiz tarafından başlatılan kampanyalar devam ederse, ***Karatay Diyeti'yle Beslenme Tuzaklarından Kurtuluş Rehberi***'nde yer alan öneriler uygulanırsa güçlü, sağlıklı ve hasta olmayan bir 'nesil' yetişmiş olacaktır. Unutmayalım ki, sağlam kafa sağlam vücutta bulunur!

Halkta eksik olan, bilgi! Artık mızrak çuvala girmiyor, birtakım reklâm numaraları ile sağlıksız yiyecekler, sağlıklı gösteriliyor. Halkımız sağlıklı sanarak fazla miktarda sağlıksız yiyecek tüketiyor. Oysa insanlar bilinçli olarak yaşadıklarında, sağlıklarını korumakta güçlük çekmiyorlar ve mutlu oluyorlar. İşte bu sebeple sağlığımızın sorumluluğunu kendi elimize almak ve korumak en ucuz ve kolay yoldur. Hastalanmamak elimizdedir, yalnız kendi elimizdedir, başka kimsenin elinde değildir!

Bizler buna karar verip yaşam biçimimizde köklü ve sağlıklı değişiklikler yapabildiğimiz zaman obeziteyi, diyabeti, kalp krizini, inme dediğimiz felç hastalıklarını, kanseri ve diğer kronik dejeneratif hastalıkları önleyebiliriz.

Bunu ben söylemiyorum, bütün dünya söylüyor! Sağlıksız yağ dediğimiz trans yağların, şekerin ve sağlıksız karbonhidratlar dediğimiz yüksek glisemik indeksli yiyeceklerin zararlı olduğu ile ilgili yüzlerce kitap, makale ve bilimsel araştırma var. Bir hekim olarak benim yaptığım, bu alandaki bilgileri çok sistematik bir hale getirip herkesin anlayabileceği bir dille Türk halkına sunmaktır.

Bu kitapta da farklı bir şey yapmadım. Çıplak gerçeği söyledim! Hangi yiyeceklerin vücudumuzda hangi etkiyi yaptığını anlatırken, küresel beslenme tuzaklarını deşifre ettim ve bu tuzaklardan kurtulmanın ipuçlarını verdim.

Hayatımızı kendi elimize almamızın zamanı gelmiştir diye düşünüyor ve sağlıklı uzun ömürler diliyorum...

**Prof. Dr. M. Canan Efendigil Karatay**

## KURTULUŞ REÇETESİ-1

# PROTEİNİN 'EN ÖNEMLİ' GIDA OLDUĞUNU UNUTMA!

Et ve et ürünleri, süt ve süt ürünleri gibi protein grubu yiyecekler yağsız (light) olarak yenirse hiçbir fayda vermez!

*Sürekli yağsız et, yağsız süt ve yağsız peynir öneren, karbonhidratları proteinden önde tutanlara duyurulur...*

**SORU:**
**Proteinler neden 'en başta' geliyor?**

**CEVAP:**
Bir insan organizmasını oluşturan bütün hücrelerde ve dokularda en fazla bulunan madde proteinlerdir. 'Protein' kelimesi eski Yunancada kullanılan 'proteios' kelimesinden gelmektedir. Proteios'un kelime anlamı ise 'ilk ve tek, en önemli olan' demektir. Proteinlerin, vücudumuzu oluşturan en önemli ve temel ana maddeler olmalarının yanı sıra, inanılmaz düzeyde ve sayıda hayati görevleri de vardır.

**Proteinlerin görevleri nelerdir?**

Proteinler bir organizmanın yapı taşlarıdır. Yaşamamız, hayatta kalabilmemiz için 'olmazsa olmaz' besinlerdir. Ancak bilmemiz ve unutmamamız gereken son derece önemli bir nokta daha bulunmaktadır; hiçbir protein molekülü 'yağlar' olmadıkça işe yaramaz, görevlerini ve işlevlerini yerine getiremez! BİZLERİ HAYATTA TUTAN VE ELZEM OLAN ASIL KONU, YAĞLARIN VE PROTEİNLERİN AYNI ANDA BİR ARADA VÜCUDUMUZA GİRME-

LERİDİR, BİRLİKTE ORGANİZMADA BULUNMALARIDIR. Diğer bir deyişle, proteinler ve yağlar ancak birlikte olurlarsa işlev görebilirler ve görevlerini yerine getirmeleri mümkün olabilir. Bu sebeple SAĞLIKLI KALMAMIZIN, HASTALANMAMIZIN TEMEL UNSURU DOĞAL PROTEİNLER VE DOĞAL YAĞLARDIR.

***Proteinlerin organizmadaki 10 ana görevi***

- Enzimler ve en başta insülin, leptin ve glukagon olmak üzere hayati hormonlar için gereklidirler (olmazsa olmaz).
- Antikor yapımı için gereklidirler. İmmün sistemimizi güçlendiren besinler doğal proteinlerdir.
- Hayati önemi olan moleküllerin bir yerden bir yere taşınması için gereklidirler.
- İskeletimizin sağlığı için gereklidirler.
- Kıkırdaklarımız sağlığı için gereklidirler.
- Saçlarımız, cildimiz ve de tırnaklarımızın sağlığı için gereklidirler.
- Proteinler bütün hücrelerimizi güçlendirir ve virüslere, bakterilere ve toksik maddelere karşı dayanıklı hale getirirler.
- Hücre zarlarının güçlenmesinde de (lipoproteinler, glucoproteinler vb) önemli rolleri vardır.
- Sağlıklı bir şekilde kilo vermemizi sağlarlar.[1]
- Kan şekerimizi düzenler, normalleştirirler.[2]

Vücudumuz maalesef bütün proteinleri üretemez. Bu nedenle mutlaka dışarıdan almamız gereken proteinler de vardır. Bütün proteinlerin yapısına göz atacak olursak, genel olarak hepsinin ortalama 20 adet aminoasit zincirinden oluştuğunu görmekteyiz.

Aminoasit molekülleri birleşerek, her çeşit proteinin yapılmasını sağlarlar. 20 adet aminoasitten ancak 8 tanesi temel aminoasittir. OLMAZSA OLMAZ OLAN BU 8 TEMEL AMİNOASİDİN, İNSAN VÜCUDUNDA HİÇBİR ŞEKİLDE ÜRETİLEMEDİKLERİ İÇİN MUTLAKA YİYECEKLERİMİZLE ALINMASI GEREKMEKTEDİR.

Bu 8 temel aminoasidin en önemli kaynağı ise hayvansal gıdalardır. Hayvansal besinleri tüketmeyen kişilerde temel aminoasitlerin eksikliği ortaya çık-

1 Paddon-Jones D, et al., High Protein as an Effective Tool for Weight Management and satiety. *Am J Clin Nutr*. 2008 May 87(5): 1558S-1561S.

2 Layman DK., et al., Dietary protein impact on glycemic control during weight loss. *J Nutr*. 2004 April 134(4):968S-78S.

tığından, hücre zayıflıklarına bağlı birçok sağlık sorunu ve hastalık gelişmektedir. Önemli olan nokta ise, temel aminoasitlerin besinlerle bir arada ve aynı anda tüketilerek vücudumuza girmesidir.

Organizmamız, hepsi bir arada bulunduğu zaman temel aminoasitleri kullanabilmekte ve gerekli olan diğer önemli proteinleri üretebilmektedir. BESİNLERİMİZLE AYNI ZAMANDA YA DA BİR ARADA ALINMADIKLARI ZAMAN, VÜCUDUMUZ TEMEL AMİNOASİTLERİ KULLANAMIYOR VE PROTEİNLERİ ÜRETEMİYOR! Ayrıca kullanılamayan temel aminoasitler teker teker depo edilemedikleri için maalesef kısa sürede vücuttan dışarı atılıyor.

İşte bu nedenle, sağlıklı bir şekilde büyümemiz, sağlıklı olarak yaşamamız ve de sağlıklı bir şekilde yaşlanabilmemiz için mutlaka doğal hayvansal kaynaklı yiyeceklerle beslenmemiz şart oluyor.

**Proteinler kilo vermemize nasıl yardımcı oluyor?**

Doğal olarak yetişmiş ve sağlıklı bir şekilde hazırlanmış yiyeceklerde bulunan kaliteli proteinler, metabolizmamızı hızlandıran en önemli besinlerdir. Sağlıklı bir şekilde kilo vermemizi (vücudumuza birikmiş olan yağların enerji olarak kullanılmasını) ve kaslarımızın gelişmesini sağlarlar.[3]

*Karatay Diyeti, Karatay Diyeti'yle Yaşam Boyu Sağlık* ve *Karatay Mutfağı* kitaplarında da açıklamış olduğum gibi, sağlıklı proteinlerle yüklü bir kahvaltı yaptığımızda organizma, doğal proteinleri hazmedebilmek için 5 km koşmuş kadar enerji, yani 'kalori' harcar. Son derece önemli olan bu bilgi nedense genelde göz ardı edilmektedir. Oysa proteinlerin hazmı kolay değildir, hazım süresi uzun olduğu için (tamamen hazmedilebilmeleri adına) organizma uzun süre yüksek düzeyde enerji harcar. Proteinlerin mide ve bağırsaklarımızda uzun süre kalmaları sonucu açlık hissetmeyiz, tokluk hissimiz uzun süre devam eder. Bu şekilde de sık sık yemek yeme ihtiyacımız ortadan kalkar. Yüksek glisemik indeksli karbonhidratlar ise hemen hazmedilirler ve bu nedenle kısa bir süre sonra midemiz boşalır, bu sebeple çabuk acıkırız.

Ayrıca, yavaş bir şekilde kana geçen proteinler (glisemik indeksleri sıfıra yakın olduğu için), ani bir şekilde kan insülinimizi de yükseltmez ve bu nedenle insülinimiz aşırı miktarda ve hızlı bir şekilde salgılanmaz! Acıkma hissi ya da 'hipoglisemi' şikâyetleri ortadan kalkar. Kan şekerinin kontrolünü yapan proteinler insülin yüksekliğini önledikleri için, obeziteyi ve dolayısıyla metabolik sendromu, Tip-2 diyabeti (şeker hastalığını) ve gizli şeker hastalığını ön-

---

3 Layman DK., et al., Potential importance of leucine in ttreatment of obesity and the metabolic sendrom. *J Nutr.* 2006 January 136(1 suppl):319S-23S.

lerler, iyileştirirler, insanların sağlıklı olmalarını sağlarlar.

Layman ve arkadaşlarının 2006 yılında yayınlanmış olan bilimsel çalışmalarında, protein ile beslenmenin obeziteyi ve metabolik sendromu tedavi ettiği bildirilmiştir.[3]

*Karatay Mutfağı* kitabında yer alan 'Karatay Kahvaltı Tabağı'nın, açlık hissettirmeden kilo verdirmesinin altında bu gerçekler bulunmaktadır. Yüzlerce okurum ve hastam, 'Karatay Diyeti'ni uyguladıklarında bu anlattıklarımın hepsini yaşadıklarını ve halsiz kalmadıklarını, dinçleştiklerini, hipoglisemi şikâyetlerinin kalmadığını belirtmektedir.

Bu nedenlerle, sabah kahvaltısı güçlü bir şekilde (sağlıklı protein, doğal yağ ve glisemik indeksi düşük karbonhidratla birlikte) yapıldığı zaman hem 'dengeli', hem de 'en önemli' öğün olmaktadır.

Proteinlerin, beslenme sırasında mutlaka ve mutlaka serbest olarak doğal beslenmiş hayvanların içyağı, kuyrukyağı veya tereyağı (geleneksel köy usulü yapılmış) ya da doğal yetişmiş ve ilaçlanmamış zeytinlerden elde edilen soğuk sıkım zeytinyağı ile birlikte tüketilmeleri gerekmektedir. Yağsız bir şekilde yalnız protein tüketmekle hızlı bir şekilde kilo verilebiliyorsa da, bu uygulamayı yapan kişilerde kısa bir süre sonra önemli sağlık sorunları ortaya çıkıyor! Çünkü protein yağla birlikte tüketilmediği takdirde, kilo verilse de çabuk acıkma hissi giderilmediğinden dolayı sıkıntılar ortaya çıkıyor. Özellikle ülkemizde de uygulanan ve halkımıza mucize diyet olarak sunulan 'tercüme' diyetlerde bu tip durumlarla sık sık karşılaşılmaktadır.

Ayrıca sadece proteinler değil, sağlıklı karbonhidrat ve lif kaynağı olan sebzeler de yağsız yendiği zaman kısaca 'ADEK' dediğimiz, yağda çözünen A, D, E ve K vitaminlerinden de mahrum kalınmaktadır ve bu da birçok hastalığa zemin hazırlamakta ya da var olan hastalıkların iyileşmesini engellemektedir.

28 Mart 2013 tarihinde, ABD Missouri Üniversitesi ve Kolombiya Üniversitesi'nden yayınlanan bilimsel çalışmalarda, sağlıklı ve kalıcı bir şekilde kilo verebilmek için, bol proteinli kahvaltı yapılmasının düşük kalorili kahvaltıdan daha iyi olduğu gösterilmiştir.[4] Aynı bilim insanları, yüksek protein içeren bir sabah kahvaltısının, akşamları dahi acıkmayı önleyebildiğini bildirmişlerdir. Ayrıca, 2 Temmuz 2013 tarihinde *Obesity* adlı bilimsel dergide aynı konuda yayınlanmış başka bir çalışmada da, yüksek (sağlıklı ve tok) kalorili protein içeren bir kahvaltının şişman, kilolu ve obez kadınlarda hızlı kilo verdiği bildirilmiştir.[5]

---

4 Heather L., et al., *American Journal of Clinical Nutrition.*

5 Jakubowicz D., et al., High Caloric intake at breakfast vs. Dinner differentially influences weight loss of overweight and obese women. Article first published online. 2 JUL 2o13. DOI: 10.1002/oby.20460.

SAĞLIKLI BESLENMEMİZİN, HASTALANMADAN SAĞLIKLI YAŞAMAMIZIN, KİLOLARIMIZDAN SAĞLIKLI VE KALICI OLARAK KURTULMANIN TEMEL ÖĞELERİNDEN BİRİ, HAYVANSAL KAYNAKLI DOĞAL PROTEİNLERİ VE YAĞLARI, KALORİ HESABI YAPMADAN, KORKMADAN, DOYUNCAYA KADAR TÜKETMEKTİR.

Karatay Kahvaltısı'nda, tereyağında pişirilmiş pastırmalı yumurta ya da omlet ve istediğiniz kadar peynir verilmesinin nedeni, işte yukarıda açıklamış olduğumuz bilimsel gerçeklere dayanmaktadır. Pastırma ve yumurta yerine söğüş et ya da evde yapılmış köfte de tüketilebilir.

ANCAK, İŞLEM GÖRMÜŞ OLAN KIRMIZI VE BEYAZ ET ÜRÜNLERİNDEN KESİNLİKLE UZAK DURMAMIZ GEREKMAKTEDİR!

**Sucuk, salam, sosis ve hindi jambonu gibi et ürünleri de yenmeyecek mi?**

Fabrikasyon işlemlerle üretilmiş sucuk, salam, sosis, jambon ve füme türü işlenmiş etler (her türlüsü) kesinlikle yenmeyecek. Çünkü bu tür kırmızı ve beyaz et ürünlerinin raf ömürlerini uzatmak, lezzet katmak, renk vermek, erken bozulmalarını yani çürümelerini önlemek amacıyla birçok kimyasal katkı maddesi ilave edilmektedir; aşırı rafine tuz katılması ile birlikte monosodyum glutamat (MSG), nitrit, nitrat ve glukozamin gibi çeşitli katkı maddeleri de eklenmektedir. Bu katkı maddelerinin çoğunun kanserojen olduklarını artık hepimiz biliyoruz.

Ayrıca, fabrikalarda üretilen kırmızı ve beyaz et ürünlerinde, yapılan farklı işlemler sırasında aşırı miktarda trans yağlar da oluşmaktadır. Trans, 'sağlıksız yağ' sınıfındaki bozulmuş yağlara verilen isimdir.

TRANS YAĞLAR, BAŞTA BİRÇOK KANSER TÜRÜ OLMAK ÜZERE KRONİK DEJENERATİF HASTALIKLARI BESLEYEN, BU HASTALIKLARA ZEMİN HAZIRLAYAN 'EN RİSKLİ' YAĞLARDIR.

**Yumurta sarısında da trans yağ yok mu? Siz ye diyorsunuz, başka uzmanlar yumurtanın sadece beyazını veriyor...**

DİKKAT EDİLECEK EN KRİTİK NOKTA, YUMURTALARIN ÇOK KATI OLARAK HAŞLANMAMIŞ OLMASIDIR! Yumurtaları yağda kavurmadan, yakmadan, doğallıklarını bozmadan pişirmek gerekmektedir. Özellikle kayısı kıvamında olmalı ya da tereyağında düşük ısıda katılaştırılmadan hafifçe pişirilmelidir. Çünkü yumurta uzun süre haşlandığı zaman, sarısının etrafında gri-yeşil bir renk oluşmakta ve ağzımıza aldığımızda dağılıp unufak olmaktadır. Bu durumdaki yumurtalar artık yumurta değildir ve hepimizin de bildiği gibi tadı tamamen değişmiştir. Aşırı pişirilme ve haşlanma sonucu, doğallığını kaybetmiş olan yumurta sarısı içinde bol miktarda 'trans yağ' meydana gelmiştir.

İŞTE, SAĞLIĞA ASIL ZARARLI OLAN DOĞAL YUMURTANIN KENDİSİ DEĞİL DE, KÖTÜ PİŞİRİLME SONUCU ORTAYA ÇIKAN 'TRANS' YAĞLARDIR. Bu nedenle, yumurta pişirilirken yüksek ısıda yandığı ya da kızartıldığı zaman da, aynı şekilde doğallığını kaybettiğinden ve bol miktarda trans yağ meydana geldiğinden sağlığa zararlı ve tehlikeli bir hale gelir.

**Doğal olan yumurtanın faydaları neler?**

Ortalama 50-60 gr olan doğal bir yumurta sarısında, 900 mg doğal ve bozulmamış temel yağ olan Omega-3 vardır. Yumurta sarısında bulunan bu Omega-3, kan kolesterolünü düşürür. Ayrıca yumurtada bulunan ve temel bir aminoasit olan lesitin de kan kolesterolünü düşürür. İşte bu sebeple yıllardan beri lesitin tabletleri üretilip piyasalarda satılmaktadır.[6]

Doğal olan yumurta, doyurucu ve tok tutucudur. Bu nedenle, kilo vermek isteyenler için ideal bir temel besin maddesidir.

Karbonhidrat içermediği için de glisemik indeksi sıfırdır. Bu nedenle de uzun süre tokluk hissi verir ve acıkma hissetmeyiz. Uzun süre tokluk hissimizin devam etmesi sonucu sağlıklı kilo verir, verdiğimiz kiloda kalır ve tabii ki gücümüzü kazanırız.

İşlem görmemiş olan bir tam yumurtanın içinde bulunan doğal vitamin, mineral, temel aminoasit ve Omega-3 düzeyleri eksilmemiş, bozulmamış ve yok olmamıştır. Bir tam yumurtada birçok aminoait bulunur ama vücudumuz için gerekli 8 temel aminositin hepsi vardır.

Ancak yumurta yemekten bıkanlar ya da yumurta alerjisi gelişmiş olanlar için, sabah kahvaltısında kuzey ülkelerinde olduğu gibi soğuk balık yemelerini öneriyorum.

Ayrıca Anadolu'da yaygın bir şekilde yıllardan beri uygulandığı gibi domates suyunda haşlanmış kuru fasulye de yenebilir. Unutmayalım kuru fasulye, en sağlıklı protein, mineral, vitamin ve enerji kaynaklarındandır. Başka bir alternatif olarak bir adet muz, bir ince belli cay bardağı dolusu ceviz ve 10-15 adet zeytin olabilir. Sabah alınan yüksek enerjili gıdalar, gün boyu kendimizi dinç hissetmemize ve işlerimizi enerjik bir şekilde yapmamıza yardımcı olacaktır.

---

6 Hopkins PN. Effects of dietary cholesterol on serum cholesterol: a meta-analysis and review. *Am J Clin Nutr*. 55,1060-1070,1992.

**Yumurta yediğimiz zaman kan kolesterolümüz yükselir mi?**

Doğal (özgür olarak gezinen ve doğal yemle beslenen) tavukların yumurtası kan kolesterolünü yükseltmez. Aksine kolesterol derdine düşmeden ve sağlıklı bir hayat sürmek için her gün iki adet bütün doğal yumurta yenmelidir. Yumurtalar kayısı kıvamında suda haşlanabilir, saf tereyağında pişirilebilir ya da omlet olarak hazırlanabilir. Bu yollarla doğal bir şekilde tüketilen yumurta kan kolesterolünü yükseltmez.

Ortalama 50-60 gr kadar olan bir yumurta sarısında, 150-180 mgr 'kolesterol' bulunur. Bilinenin aksine 150-180 mgr olan bu kolesterol, yumurta sarısı yenildiği zaman kanımıza doğrudan doğruya 150-180 mgr kolesterol olarak geçemez. Bu nedenle, yumurta sarısını yemekle kan kolesterolü yükselmez.

Yenilen yemekler hiçbir zaman kan kolesterolünü yükseltmemektir. Bu konuda yapılan binlerce bilimsel çalışma bulunmaktadır. Bu önemli çalışmaların bir kısmına bu kitap içinde de yer verilmiştir. Ayrıca bu çalışmaların sonuçlarına göre; günde 4 yumurta yendiği zaman, karaciğerden kolesterol yapılması orantılı olarak azalıyor.[7,8]

Yumurta ve protein tüketmenin kronik/dejeneratif hastalıklar için, özellikle kalp ve damar hastalıkları için risk faktörü olmadığı Harvard Tıp Fakültesi Beslenme Bölümü'nün senelerce yürüttüğü geniş kapsamlı çalışmalarla gösterilmiştir.[9,10]

'Yumurta kan kolesterolünü yükseltir' fikri yukarıda açıkladığımız bu bilginin çarpıtılmasından kaynaklanmaktadır. Konuyu biraz daha iyi açıklayabilmek için yumurta ile yapılmış önemli birkaç çalışmadan bahsetmek istiyorum.

ABD'de bütün dünyada kalp uzmanlarının kılavuz olarak kabul etmiş olduğu ünlü Framingham Kalp Çalışması'nda (Framingham Heart Study), Boston Üniversitesi'nde 912 kişinin beslenmesi 1948 yılından beri izlenmiştir. Bu çalışma sonucunda, haftada 7 ya da 24 adet yumurta yiyen kişiler ile hiç yumurta yemeyen kişilerin arasında kan kolesterolü bakımından anlamlı bir fark olmadığı bildirilmiştir.

Framingham çalışmasında, yumurta tüketimi ile kalp krizinden ölüm arasında da doğrudan doğruya bir ilişkinin bulunmadığı gösterilmiştir. Yani, yu-

7 Malcolm Kendrick., *The Great Cholesterol Con: The Truth about what really causes Heart Disease and How to Avoid It*. 2007: pg.1-15, John Blake Publishing Ltd., London, W14 9PE, England

8 Uffe Ravnskov., *Fat and Cholesterol are Good for you*.GB Publishing, Sweden 2009.,pg.44-48.

9 Hu F., Willet W., et al., A prospective study of egg consumption and risk of cardiovascular disease in men and women. *JAMA*.. 281(1999): 1387-1394.

10 Hu F., Willet W., et al., Dietary protien and risk of ischemic heart disease in women. *Am J Clin Nutr* . 70 (1999): 221-227.

murtanın ne kolesterolü yükselttiği, ne de kalp krizine neden olduğu hiçbir şekilde ispat edilmemiştir.

Ayrıca bazı özel araştırmalarda yumurtayı kötülemek için yumurta tozu kullanılmıştır. Yumurta tozu ile bu araştırmaları yaptıran, 1950'li yıllarda, ilk defa kahvaltılık gevrekleri (corn flakes) üreten ve aynı zamanda pazarlayan şirkettir! Önce yanıltıcı yöntemlerle araştırmalar yapılmış, daha sonra kahvaltılarda sağlıklı doğal yumurta yerine, fabrikadanç olan, ileri derecede işlenmiş, un, şeker, yapay tatlandırıcılar ve lezzet katıcı kimyasal katkı maddeleri ile dolu, hazır kutulara yerleştirilmiş kahvaltılıklar piyasaya sürülmüştür ve hâlâ da sürülmektedir.

Pastörize yumurta da çok tehlikelidir! Çünkü o durumlarda da yumurtanın doğallığı kayboluyor. Yumurta tüketirken hem taze ve doğal olmasına hem de pişirme usullerine dikkat edilmesi gerekiyor.

Özgür tavuk yumurtası olması, çayırlarda gün ışığında serbestçe dolaşan, börtü böcek ve solucan yiyen tavukların yumurtalarının tüketilmesi her zaman yararlıdır. Bu konuda bilimsel araştırmaları ile bilinen Girit kökenli bilim insanı Artemis P. Simopoulos'un araştırmaları önemlidir. Simopoulos, anavatanı olan Girit'te bir çiftlikte büyümüş, daha sonra ABD'ye yerleşmiş bir bilim kadınıdır.

Girit'teki çiftliğini ziyarete gittiğinde buradaki serbest dolaşan tavuk yumurtalarını laboratuvarına getirmiş ve marketten aldığı kapalı ortamlarda yetişen tavuk yumurtaları ile karşılaştırmıştır.

Sonuç olarak, özgür tavuk yumurtasının sarısında yüksek oranda Omega-3 bulunduğunu ilk kez bilimsel olarak göstermiş ve bildirmiştir. Bu konuları içeren birçok çalışması ve kitapları bulunmaktadır.[11,12]

Avrupa Birliği şartnamelerinde, yumurta paketlerinin üzerinde 'gün ışığında, serbest dolaşan tavuk yumurtası' ifadesinin bulunması zorunluluğu vardır.

## Peki ya peyniri az yağlı yemek gerekmiyor mu?

Doğal beslenmiş ve çayırlarda otlamış inek, koyun veya keçi gibi hayvanların sütünden, 'şırdan' dediğimiz doğal maya ile mayalanıp geleneksel yöntemlerle üretilmiş peynirleri de tam yağlı olarak tercih etmek gerekir ki protein ve yağları bir arada alabilelim!

Dinlenmiş, mayalanmış bu tür peynirlerde (tüm doğal mayalı ürünlerde

---

11 Simopoulos AP., et al., N-3 Fatty Acids in Eggs from Range-Fed Greek Chikens. *New Eng J Med*.321 1989,1412.
12 Simopoulos AP., et al., *The Omega Diet: The Lifesaving Nutritonal Program Based on the Diet of the Island of Crete*. HarperCollins Publish New York, NY, 1999.

olduğu gibi) ayrıca 'probiyotik' bakteriler de bulunur. Probiyotikler, bağırsaklarımız ve bağışıklık sistemimiz için olmazsa olmaz bakterilerdir.

Ülkemizde Edirne'den Kars'a birçok geleneksel peynir çeşidi bulunmaktadır. Uzun süre dinlendirilerek elde edilen (en az 6-12 ay dinlendirilir) eski kaşar dediğimiz Trakya ya da Kars kaşarı, Ezine tipi dediğimiz tam yağlı beyaz peynir, Bayramiç keçi peyniri, Balıkesir sepet peyniri, İzmir tulumu, Erzincan deri tulumu, Van otlu peyniri, Elazığ peyniri, Malatya peyniri, Urfa peyniri gibi çeşit çeşit yöresel peynirler, asırlardır doğal süt ve doğal maya kullanılarak geleneksel yöntemlerle üretilmektedir. Lezzeti ile dünyaya nam salmışlardır...

'Light' dediğimiz 'yağsız' peynirler ise teknoloji harikası ürünlerdir. Çeşitli fabrikasyon işlemlerle, uzun süre ve emek gerektirmeden (hatta bazen süt kullanılmadan!) çabucak elde edilirler. Yediğimiz zaman da aynen üretildikleri gibi vücudumuza bir yarar sağlamadan (hatta içerdikleri kimyasalların zararı olabilir!) hazım sisteminden çabucak dışarı atılırlar!

**Sizden başka kimse yağları sağlıklı-sağlıksız diye ayırmıyor! Özellikle hayvansal yağların çok önemli olduğunu söylüyorsunuz, kafamızı karıştırmıyor musunuz? Senelerce bizlere her türlü yağ için 'az yağlı yemelisin' denmedi mi? Bu nedenle yağları azaltılmış diyet ürünleri tüketmiyor muyuz? Kasaptan et alırken de, 'aman yağsız olsun' demiyor muyuz?**

Bozulmuş, acımış, fabrikasyon işlemler ya da kızartma sırasında doğallıklarını kaybetmiş yağlarda (ayçiçeği, mısırözü, pamuk, soya, kanola vb rafine yağlarda ve rafine zeytinyağında) aşırı miktarda trans yağ meydana gelir. Trans yağlar son derece zararlıdır. Rafine edilmiş olan tüm sıvı yağlarda yararlı olan besin ögeleri ve vitaminleri sıfırlanmıştır!

Serbest gezinerek doğal beslenmiş hayvanların içyağı, kuyrukyağı veya tereyağı (geleneksel köy usulü yapılmış) ya da doğal yetişmiş ve ilaçlanmamış zeytinlerden elde edilen soğuk sıkım sızma zeytinyağı ve diğer soğuk sıkım tohum yağları (fındık, susam, ketentohumu vb) ise, yaşam için son derece önemli temel besin maddeleridir.

Bu sebeple bilinçaltına yerleşmiş yağ korkusundan kurtulmamız gerekmektedir. Bu fobiyi yenmenin en sağlam yolu bilgilenmemizden geçer, çünkü biliyoruz ki insanlar ancak bilmediği şeylerden korkar!

**KURTULUŞ REÇETESİ-2**

# YAĞ KÖTÜDÜR DİYENLERE İNANMA!

Sağlıklı doğal yağlar kilo aldırmaz, karaciğeri yağlandırmaz, kolesterolü yükseltmez, damarları tıkamaz!

*Doğal yağlardan da korkanlara, korku furyası oluşturanlara duyurulur...*

**SORU:**
**Vücudumuzda hangi yağlar bulunuyor?**

**CEVAP:**
Fosfolipidler ve lipoproteinler, kısaca kanda bulunan lipidler (yağ asitleri) gibi yağ çeşitlerinin son derece değişik ve önemli görevleri bulunmaktadır.

YAĞLAR, İNSAN VÜCUDUNDA BULUNAN HÜCRELERİN TEMEL YAPI TAŞLARINDAN BİRİ VE AYNI ZAMANDA TEMEL ENERJİ KAYNAĞIDIR! Öyle ki, örneğin miyokard dediğimiz kalp adalesinin tek enerji kaynağı yağlardır. Diğer bir deyişle, bir ömür boyu dakikada ortalama 70-80 defa kan pompalayan kalp adalemiz, enerji kaynağı olarak yalnız ve yalnız yağları kullanmaktadır. Bu arada bir parantez açarak kolesterolün herhangi bir yağ ya da lipid olmadığını da burada belirtmek isterim!

Ayrıca, *Karatay Diyeti, Karatay Diyeti'yle Yaşam Boyu Sağlık* ve *Karatay Mutfağı* kitaplarında da belirtmiş olduğum gibi hücrelerimizin sağlıklı çalışmaları, hücre zarlarının geçirgenliği, yumuşaklığı ve esnekliği, yağlara yani fosfolipidlere, lipoproteinlere, Omega-3 ve Omega-6 yağlarına bağlıdır.

**Kilo almamızda yağların hiç suçu yok mu?**

Elbette sağlığımıza zararlı yağlar da vardır. Bunlar hem vücudumuzda meydana gelebilir, hem de zararlı olarak dışarıdan yediklerimizle alınabilir. VÜ-

CUDUMUZDA OLUŞAN ZARARLI YAĞLARA 'TRİGLİSERİD', YİYECEKLERE DIŞARIDAN ALDIĞIMIZ ZARARLI YAĞLARA DA 'TRANS YAĞ' DENİR. Trigliseridler bir çeşit kan yağıdır, yükseldiğinde sağlığımızı tehdit ederler. Kalp krizinin ve diğer kronik dejeneratif hastalıkların baş nedenidirler.

KANIMIZDAKİ TRİGLİSERİDLERİN YÜKSELMESİNİN EN ÖNEMLİ SEBEBİ, AŞIRI ŞEKER, TATLI VE RAFİNE KARBONHİDRATLARIN YENMESİDİR VE YAĞ OLARAK TRANS YAĞLARIN TÜKETİLMESİDİR.

Trans yağlar, margarinlerde, hidrojenize edilmiş bitkisel yağlarda, rafine edilmiş bitkisel yağlarda, fabrikasyon işlem görmüş, uzun ömürlü olması için pakete girmiş ya da fırınlanmış, kızartılmış ve yanmış yiyeceklerin neredeyse hepsinde bulunur. Fakat sağlıklı doğal yağların hiçbir suçu yoktur! Çünkü ancak doğal olan sağlıklı yağları yemekle karaciğer ve göbek yağlarımızdan kurtulabiliriz ve kilomuzu koruyabiliriz. Son yıllarda, doğal yağların insan sağlığı için faydalarını anlatan birçok kitap yazılmış ve yüzlerce araştırma yapılmıştır.[13,14,15]

Aslına bakarsanız, kronik hastalıkların birçoğu maalesef yeterli ve etkili bir şekilde doğal yağ yemediğimiz için başımıza gelmektedir. Mesela korkudan doğal yağlardan uzak durup doymak amacıyla bol bol ekmek, poğaça, kek, börek, makarna, beyaz pirinç pilavı, patates kızartması gibi glisemik indeksi yüksek karbonhidratları tükettikten sonra karaciğerimiz yağlanmaya başlamaktadır. Tabii ki bu tür karbonhidratlı yiyeceklerin içine, bir de katkı olarak trans yağ türü bir yağ konulduğunda obez olma yolunda daha hızlı yol alınıyor.

YÜRÜTÜLEN BİRÇOK BİLİMSEL ÇALIŞMADA, ALKOLE BAĞLI OLMAYAN KARACİĞER YAĞLANMASININ, KANDA TRİGLİSERİDLERİ YÜKSELTEN GLİSEMİK İNDEKSİ YÜKSEK KARBONHİDRATLARA BAĞLI OLDUĞU GÖSTERİLMİŞTİR.[16] Ayrıca kalp krizi geçirenlerin yüzde 75'inin, ağır ve yoğun karbonhidratlı bir yemek yedikten sonra kriz geçirdiği gösterilmiştir.[17,18] Günümüzde obezite ve diyabetle mücadele için yapılan birçok araştırma bulunmaktadır. BU ARAŞTIRMALAR DA, VÜCUTTA BİRÇOK HORMONAL VE BİYOKİMYASAL DENGESİZLİK SONUCU GELİŞEN KRONİK/DEJENERATİF HASTALIKLARIN, KANDA ŞEKER VE İN-

---

13 Barry G. *Trick and Treat: How Healthy Eating is making us ill.* Hammersmith Press Ltd. 14 Greville Street, London, ECIN 8 SB.

14 Enig M, et al., *Eat fat Lose Fat.* First Plume Printing, Penguin Books. UK, 2006.

15 Kabara JJ. *Fats are Good for You and Other secrets. How saturated Fats and Cholesterol Actually Benifit the Body.* Publisher North Atlantic Books. PO 12327 Berkley CA, USA, 94712.

16 Postic C. et al., 2008 Contribution of de novo fatty acid synthesis to hepatic steatosis and insulin resistance: lessons from genetically engineered mice. *J Clin Invest.* 118:829-838.

17 Drinking caloric beverages increases the risk of adverse cardiometabolic outcome in coronary artery Risk Development in Young Adults (CARDIA) study. *The Am J Clin Nutr.* October 1, 2010; 92:954-959.

18 Yudkin J., *Pure White and Deadly.* How sugar is killing us and what we can do to stop it. Penguin Books Ltd. Registered Offices 80 strand, LondonWC2R ORL,, UK 2012.

SÜLİN YÜKSEKLİĞİNE BAĞLI OLDUĞUNU GÖSTERMİŞLERDİR.[19,20,21]

**Siz böyle diyorsunuz ama hem hekimlerin büyük çoğunluğu hem de diyet ve beslenme uzmanları hâlâ az yağlı yememizi önermiyorlar mı? Ne yapacağımızı şaşırmış durumdayız doğrusu...**

Çok haklısınız, ancak 1980'li yıllardan sonra hızla artan kronik/dejeneratif hastalıklar, sağlıklı doğal yağları mutfağımızdan ve yiyeceklerimizden çıkarıp uzun yıllar bu yağlara dokunamaz olduktan sonra başladı. Bu durum, maalesef artarak devam ediyor. Doğal yağlardan korkmak doğru değildir! Çünkü bu yağlardan aldığımız kalori (enerji), uzun süre bizi dinç tutar ve böylece enerjimiz kısa sürede azalmaz. Doğal yağlarla yenilen doğal protein ağırlıklı bir yemeğin hazım süresi oldukça uzundur. Çünkü yağlar hazım süresini yavaşlatırlar, bu nedenle besinler ince bağırsaklarımıza kadar ulaşabilir. Sonuç olarak da tokluk hissi uzun süre devam eder. BÖYLECE ÇABUK ACIKMAYIZ VE YEMEK YERKEN DE DOYAMAYACAĞIM KORKUSU YAŞAMAZ, BİZİ SÜREKLİ KENDİNE TUTSAK EDEN AÇLIK KORKUSUNU DA ÖLDÜRMÜŞ OLURUZ!

Enerji düzeyimizin uzun süre yüksek kalması, uzun süre ve sürekli olarak yorulmadan hareket etmemizi de sağlayacaktır. Düşünün, az yiyerek, yağ ve proteinden kısıtlı beslenerek hangi enerji ile hareket edilebilir?

Senelerden beri klasikleşen "az kalori, çok hareket" önerisi son derece yanlış bir öneridir. Az yiyen bir insan her gün 1-2 km yol yürüyemez ki, imkânı yok! 100-140 kiloluk bir insanın taşıdığı yükü bir düşünün... Günde 1.200 kalori ile hayatını sürdürmeye çalışan bir kişinin 20 adım atmaya bile takati kalmaz. Birkaç kat merdiven çıkmaya bile enerjisi yetmeyen 100 ya da 140 kilosu olan bir kişiye, günlük 1.200 ya da 1.500 kalorilik beslenme önerisinin yanlış olduğu birçok bilimsel ve klinik çalışma ile gösterilmiştir.[22,23,24,25,26]

1.200 ya da 1.500 kalori, bir kişinin ortalama 'bazal' kalori ihtiyacıdır. Yani uyuduğumuz ve hareket etmediğimiz zamanlarda kalbimizin, beynimizin,

---

19 E.J.Jacops, et al., 'Waist Circumference ans All_Cause Mortality in a Large US Cohort'. *Arch Int Med.* 170(2010) : 1293-1301.

20 World Health Organization, Fact Sheet: Obesity ans Overweight(2011). www.who.int/mediacenter/facysheets/fs311/en/

21 UN General Assenbly, 'Prevention and Control of Non-Communicable Disease.' New York. 2010.

22 Bailes J R., et al., Effect of Low-Carbohydrate, Unlimited Calorie Diet on the Treatment Of Chidhood Obesity: A Prospective Controlled Study Metabolic Syndrome and Related Disorders Volume 1, Number 3, 2003.

23 Kuo P T., et al., Dietary Sugar in the Production of Hyperglyceridemia. *Annals of Internal Medicine.* Volume 62. No 6, June 1965.

24 Trayhurn P., et al., *Br J Nutr.* 2004; 92:347-355.

25 GD Foster., et al., A Randomized Trial of a Low-Carbohydratr Diet for Obesity. *N Engl J Med.* 348 (2003): 2082-90.

26 SR Smith., A Look at Low-Carbohydrate Diet. *New Engl J Med.* 361 (2008): 2286-88.

böbreklerimizin vb organlarımızın çalışabilmesi için gerekli olan 'en az kalori/ enerji' miktarıdır.

100-140 kg taşıyan bir kişi, birinci günde zorlanarak 1 km yürümüş olsa dahi ikinci gün diz, ayak bileği ve adale ağrılarından helak olup yatağa düşecektir, belki de bir hafta yataktan kalkamayacak ya da ileri derece halsiz, güçsüz kalıp evden dışarı çıkamayacaktır. Bütün bu olayları yaşayan kişide, doğal olarak bir de moral bozukluğu gelişecektir; sürekli kendini suçlayacaktır, mutsuz olacaktır ve bu kısır döngüden kurtulamayarak her türlü yiyecek ve içeceğe saldıracaktır! Bütün bu mutsuz olayları yaşarken ayrıca hem aile içi yakınlarından, hem hekiminden, hem de beslenme uzmanından sitemler, suçlamalar ya da azarlar işitecektir. Daha sonra da çareyi, depresyon ya da uyku ilaçlarında arayacak ve onların yan etkisi olarak kilo almaya devam edecektir... Çünkü her zaman dile getirdiğim bir atasözünde de ifade edildiği gibi *"Aç ayı oynamaz!"*

Bu saydığım örnekleri neredeyse her gün duyuyorum. OYSA ÇÖZÜM GAYET BASİT; AZ YAĞLI, FAZLA KARBONHİDRATLI (YÜKSEK GLİSEMİK İNDEKSLİ) BESLENME YERİNE KARATAY DİYETİ ÖNERİLERİNİ UYGULAMAK! Karatay Diyeti'ni uygulayanlar daha kolay, daha rahat, üzülmeden, sıkılmadan, halsiz kalmadan dinçleşerek kilo verelebilmektedir. Çünkü düşük kalorili beslenmek, sık ve az yemek yemek enerjiyi yükseltmez! Ancak ve ancak sağlıklı doğal yağlar, doğal proteinler ve glisemik indeksi düşük doğal karbonhidratlar enerjinizi uzun bir süre yükselterek sizi dinçleştirir. Dinçleşince de, başlangıçta zorlanmadan ve yavaş yavaş olmak şartıyla sevdiğiniz bir fizik aktiviteye, harekete, yürüyüşe başlayabilirsiniz. Fizik aktivitenizi hamlığınızdan kurtulduktan sonra yavaş yavaş artırmalısınız. Bu şekilde 30, 40, 50 kg veren, bu kadar fazla miktarda vücut yağından ve bu yağlar sebebiyle vücutta oluşmuş bütün şikâyetlerinden kurtulan, dinç ve sağlıklı olarak aktif yaşama kavuşan binlerce insan bulunmaktadır.

Sonuç olarak YAĞLAR KİLO ALDIRMAZ! BİLAKİS SAĞLIKLI DOĞAL YAĞ YEDİĞİNİZ ZAMAN RAHAT KİLO VERİRSİNİZ!

**Doğal yağlar, vücudumuzda nasıl bir işlevle kilo vermeyi sağlıyor?**

SAĞLIKLI YAĞLARIN HİÇBİRİ İNSÜLİN HORMONU SALGILATMAZ. BU NEDENLE KİLO VERDİRİRLER, ENERJİMİZİ YÜKSELTİRLER, RAHAT HAREKET ETMEMİZİ SAĞLARLAR! Fazla kilonun, obezitenin ve diğer tüm dejeneratif hastalıkların nedeni sağlıklı yağlar değil, doğallıklarını kaybetmiş ve toksik (zehir) olan trans yağlardır. Aynı zamanda trans yağlarla yüklü bitkisel yağlardan üretilmiş margarinlerdir, raf ömrü uzasın diye fabrikalarda birçok kimyasal işlemden geçirilerek renkli ve göz alıcı paketlere sokulmuş yiyeceklerde ve içeceklerde bulunan hidrojenize bitkisel yağlardır, yapay koruyucu ve renklendirici maddelerdir!

**Peki, bu trans yağlar nasıl popüler oldu? Sağlıklı yağlar nasıl kara listeye alındı?**

Geçen yüzyılın başından itibaren kalp hastalıklarında yavaş yavaş artış gözlenmeye başlanmıştır. 1931 yılında dönemin ABD Başkanı Eisenhower'ın da kalp doktoru olan Paul Dudley White, biz kardiyologlar için bir klasik olan *Heart Disease* (Kalp Hastalıkları) adlı kitabını yayınlamıştır. Aynı zamanda modern kardiyoloji bilimini kuranlardan biri olan White, bir anlamda 1960 yıllarına kadar kalp hastalıkları alanında en otoriter kişidir. ABD Başkanı Eisenhower 1955 yılında kalp krizi geçirince, 1960'lı yıllarda kalp hastalıklarını önlemek amacıyla çeşitli çalışmaları ve araştırmaları başlatmıştır. Bu bağlamda, ABD hükümeti tarafından yiyecekler ile kalp krizi arasındaki bağlantılar araştırılmaya ve kalp krizini önleyecek önlemler alınmaya başlanmıştır. White, 1940'lı yıllarda "*BÜTÜN HASTALIKLAR MUTFAKTA BAŞLAR*" diyen ünlü kardiyoloji uzmanıdır.

Aynı senelerde, Oxford Üniversitesi'nde beslenme uzmanı ve fizyolog olan İngiliz Profesör John Yudkin de, kalp krizinin kötü beslenmeye bağlı olduğunu bildirmiştir. 1972 yılında yayınlanan *Pure, White and Deadly* adlı kitabında, şekerin, kanda 'insülin hormonu' ile birlikte kan yağlarından trigliseridleri yükselterek kalp damarlarının tıkanmasına neden olduğunu ilk kez o açıklamıştır ve bilimsel verilere dayanarak detaylı bir şekilde göstermiştir.[27] İleri yaşlarda ortaya çıkan kronik dejeneratif hastalıkların temelinde, aşırı şeker tüketiminin oluğunu da ilk olarak o açıklamıştır.

Yudkin, daha sonraki yıllarda şekerin biyokimyası ve özellikle meyve şekeri 'früktoz' hakkında geniş araştırmalar yürütmüş, birçok bilimsel yayın yapmıştır. Aşırı miktarda şeker tüketiminin, kalp hastalıklarının, diyabetin (şeker hastalığı), mide-bağırsak hastalıklarının, göz hastalıklarının ve diğer inflamatuar (yangı/iltihaplı) hastalıkların nedeni olduğunu ilk kez 1972 yılında açıklamıştır.

1953 yılında ise ABD'de, hiçbir klinik tecrübesi olmayan Ancel Keys adlı bir fizyolog tarafından yazılan makalede, aşırı miktarda yağlı yiyeceklerle beslenmenin kalp krizine neden olduğu ileri sürülmüştür.[28]

---

27 Yudkin J., *Pure, White and Deadly*. How sugar is killing us and what we can do to stop it. Reissued with a new introduction in Penguin Books 2012. Penguin BooksLtd. 80 Strand, London WC2R ORL England.
28 Keys A., *J Mount Sinai Hosp*. 1953;20:11839.

Keys, teorisini kanıtlamak amacıyla, 1960-1970 yılları arasında çeşitli ülkelerde taramalar yapmış, kalp krizi ve beslenme arasında bir ilişki olup olmadığını araştırmıştır. Ancak, raporunda 22 ülkeden elde ettiği tüm sonuçları bildirmemiş, bazı ülkelerin sonuçlarını saklamıştır. Yalnızca işine gelen, kendi teorisini destekleyecek 7 ülkeye ait sonuçları bildirmiştir. Ünlü, 'Seven Countries Study' (7 Ülke Araştırması) adlı 500 sayfalık kapsamlı raporda, kalp krizinin tek nedeninin kolesterol olduğunu ve kan kolesterolünü yükselten tek etkenin de diyetlerde bulunan yağlar olduğunu bildirmiştir.[29]

Keys, hipotezini doğru göstermek amacıyla 22 ülke arasından seçtiği 7 ülkenin sonuçlarına dayanarak, yağların damar sertliğine ve kalp krizine neden olduğunu ileri sürmüştür. KEYS'İN 7 ÜLKE SONUÇLARINI ISRARLI BİR ŞEKİLDE VE SÜREKLİ OLARAK İLAN ETMESİNDEN SONRA BÜTÜN YAĞLAR BİR KEFEYE KONULARAK, KALP KRİZİ VE ATEROSKLEROZUN (DAMAR SERTLİĞİNİN) ANA NEDENİ OLARAK SUÇLANMAYA BAŞLANMIŞTIR.

Hekim olmayan, sadece bir fizyolog olan Ancel Keys, aynı zamanda bütün dünyada en prestijli kalp hastalığı dergisi olarak kabul edilmiş olan *Circulation* gibi A sınıfı bir derginin de baş editörlüğünü yürütmüştür. Uzun süren baş editörlüğü sırasında da, yalnız kendi teorisini destekleyen çalışmaları yayınlatmıştır.

Dolayısıyla birçok araştırmada kolesterol yüksekliğinin ve yağ tüketmenin faydaları gösterilmiş olsa da[30], yalnız Keys'in bildirmiş olduğu 7 ülkenin sonuçları önemli kanıt olarak kabul edilmiştir. Öyle ki hâlâ birçok kılavuzda bu çalışmanın sonuçları kanıt olarak kullanılmaya devam etmektedir.

Oysa Keys'in iddiasının yanlışlığı, ABD'li biyokimya uzmanı Raymond Reiser tarafından kanıtlanmıştır. Reiser, Keys'in çalışmalarında birçok hata bulunduğunu göstermiş ve açıklamıştır.[31] Yağların sağlığa zarar vermediği, kalp hastalığı ve kalp krizine neden olmadığı birçok bilimsel çalışmayla defalarca gösterilmiş ve bildirilmiş olmasına rağmen, göz ardı edilmişlerdir.[32,33,34,35]

---

29 Keys A., *Circulation* 1970;41(ek 1):1-211.

30 Budwig J., *Flax Oil as a True Aid Against Arthritis, Heart Infarction, Cancer and Other Diseases.* 3rd ed. Apple Publishing Company. 220 E 59th Ave Vancouver Canada V5X 1X9 1994.

31 Reiser, R. *Am J Clin Nutr.* 1973;26:534-55.

32 Ravnskov U., Davidson D., Karatay CE., Miller WM., Okuyama H., Letter to the Editor: No scientific support linking dietary saturated fat to CHD. *Britisj Journal of Nutrition.* 2011; pg.1-3.

33 TakeyaY., et al., (1984) Epidemiologic studies of coronary heart disease and stroke in Japanese men living in Japan, Hawaii and California: incidence of stroke in Japan in Hawaii. *Stroke* 15, 15-23.

34 McGee D.,et al., (1985) The relationship of dieatary fat and cholesterol to mortality in 10 years: the Honolulu Heart Program. *Int J Epidemiol.* 14, 97-105.

35 Gillman MW., et al., (1997) Inverse association of dietary fat with development of ischemic stroke in men. *JAMA.* 278, 2145-2150.

Çuha çiçeğini inceleyerek, 'primrose oil'i (çuha çiçeği yağı) keşfeden Profesör Horrobin'in, 1982 yılında yayınlamış olduğu *Essential Fatty Acids: A review* (Temel Yağların Klinikte Kullanımı) adlı kitabında, temel yağların sağlığımız için tüm faydaları anlatılmaktadır.[36]

Keys'in, diğer ülkelerden elde ettiği fakat bildirmediği sonuçlar incelendiğinde de son derece çarpıcı bilgiler ortaya çıkmaktadır. Çünkü raporunda bildirmediği diğer ülkelerin halkları, aşırı miktarda hayvansal yağ ve kırmızı et ile beslenmekteydi, yani kendi yaptığı araştırmada teorisini çürütecek sonuçlar ortaya çıkmıştı. Maalesef Keys, bu ülkelerin hiçbirinde kalp krizinin olmadığını ya da çok az görüldüğünü ve insanların hangi tür yağ kullandığını raporunda bildirmemiş, tıp dünyasından gizlemiştir. Sadece kendi görüşlerini destelemek ve teorisini kanıtlamak amacıyla bilimsel bir hileye başvurmuş ve senelerce toplumların aldatılmasına sebep olmuştur!

Keys, sofra şekerinin kan yağlarını etkileyerek kalp krizine ve damar sertliğine neden olduğunu raporunun 262. sayfasında bizzat bildirmiştir. Ancak bu gözleminin önemli olduğunun farkında bile olmamıştır ya da bilinçli olarak göz ardı etmiştir. Kendince kalp krizinin tek nedeninin kolesterol olduğuna ve kan kolesterolünü yükselten tek etkenin de diyetlerde bulunan yağlar olduğuna hükmetmiş olup, bu teorisini ispat etmek için bütün gücüyle çalışmış ve elindeki verileri de bunun için manipüle etmiştir! Önyargılarıyla hareket eden Ancel Keys, kolesterol vagonuna binmiş ve bu vagondan inememiştir! Ondan bayrağı alan binlerce kişi de, hâlâ kolesterol vagonunda seyahat etmekte ve o vagondan inememektedir!

BUGÜN ARTIK, KALP VE DAMAR HASTALIKLARINA VE DİĞER DEJENERATİF HASTALIKLARA NEDEN OLAN YAĞLARIN, TRANS YAĞLARLA YÜKLÜ MARGARİNLER OLDUĞUNU NEREDEYSE HER KESİM BİLİYOR VE KABUL EDİYOR! [37,38,39,40,41]

Trans yağların temeli ise1950-1960 yıllarına dayanıyor... O yıllarda bitkisel sıvı yağlardan elde edilen ve 'en sağlıklı yağ' olarak ilan edilen margarinler

---

36 Horrobin, DF. *Essential Fatty Acids: A review*. In: Horrobin, DF. 8ed Clinical Uses of Essential Fatty Acids. London, Englan. Eden Press. 1982.

37 Enig M., Sally Fallon. *Eat Fat Lose Fat. : The Healthy Alternative to Trans Fats*. Penguin Group (USA) Inc., 375 Hudson Street, New York, New York 10014, U.S.A. 2006.

38 Isganaitis E., et al., Fast Food, Central Nervous System Insulin Resistance, and Obesity. Arterioscler. Thromb. *Vasc Biol*. 25 (2005): 2451-62.

39 Enig MG., Trans-Fatty Acids in the Food Supply: a comprehensive report covering 60 years of research. Silver Springs, MD, Enig Associates, 1993.

40 Mozaffarian D. Effeccts of dietary fats versus carbohydrates on coronary heart disease. A review of evidence. Cur Atheroscler Rep. 22005;7:435-45.

41 Mozaffarain D, et al., Transfatty Acids and systemic inflammation in hear5t failure. *A J Clin Nutr*. 2004;80:1521-1530.

(trans yağlarla dolu olmasına rağmen), büyük reklam kampanyaları ile neredeyse tüm yiyeceklerde kullanılmış, hatta mutfaklarda moda haline gelmiştir. Aynı zamanda bu reklam kampanyalarında sadece margarin övülmemiş, tereyağı ve diğer hayvansal yağlar sağlıksız ilan edilerek, hekimler tarafından yasaklar listesine girmiştir. Bugün de devam eden reklam kampanyalarında nostaljik jenerik ve sözler kullanılarak yeni nesillere 'margarin aşkı' aşılanmaya çalışılmaktadır.

Fakat 1960'lı yıllardan itibaren margarin kullanımı artan ülkelerde kronik dejeneratif hastalıklarda da önü alınamayan bir artış görülmüştür. Bu artış günümüzde de önü alınamaz bir şekilde devam etmektedir...

Oysa serbest gezinen ve doğal beslenen hayvanların içyağı, kuyrukyağı ve bu hayvanların sütünden doğal bir şekilde hazırlanan tereyağının faydaları ile doğal ortamda kimyasal ilaç kullanılmadan yetişen zeytinlerin meyvelerinden elde edilen soğuk sıkım sızma zeytinyağının faydaları da birçok çalışmada gösterilmiştir.[42,43]

O HALDE SAKIN DAMAR SERTLİĞİ, OBEZİTE, DİYABET, KALP KRİZİ VE KANSER DAHİL TÜM DEJENERATİF HASTALIKLARIN NEDENİ, TRANS YAĞLARLA YÜKLÜ MARGARİNLER VE FABRİKASYON YİYECEKLERDE KULLANILAN HİDROJENİZE BİTKİSEL YAĞLAR OLMASIN?

---

42 Rui Jiang et al., Nut and Seed Consumption and Inflammatory Markers in the Multi-Ethnic Study of Atherosclerosis. *Am J Epidemiol.* 2006; 163:222-231.

43 *J Agr and Food Chemistry*, 2007.

KURTULUŞ REÇETESİ-3

# YAĞLARIN HEPSİNİ AYNI KEFEYE KOYMA!

Sağlıklı ve sağlıksız yağları birbirinden 'doğru' ayırmak gerekir!

*Tüm yağları 'öcü' gibi görenlere, gösterenlere ve kalpleri sağlıklı yağdan 'mahrum' edenlere duyurulur...*

**Yağları birbirinden nasıl ayıracağız?**

Yağları öncelikle sağlıklı ve sağlıksız yağlar diye iki gruba ayırarak açıklamamız ve öğrenmemiz gerekiyor.

Sağlıklı olan ve hayatı uzatan yağlar, serbest dolaşan hayvanlardan elde edilen içyağı, kuyrukyağı, tereyağı, Omega-3 yağları, kimyasal ilaç kullanılmadan doğal yetişen zeytinlerden elde edilen soğuk sıkım 'sızma' zeytinyağı ve diğer soğuk sıkım doğal tohum yağlarıdır (çörekotu, ketentohumu, ayçiçeği, kabak çekirdeği, fındık, susam, üzüm çekirdeği vb)!

Sağlıksız yağlar ise trans yağlardır. Yani margarinler, rafine edilmiş tüm bitkisel yağlar (ayçiçeği, fındık, susam, mısırözü, soya, kanola, pamuk, zeytinyağı vb), fabrikasyon yiyeceklerde ya da pastane ürünlerinde kullanılan hidrojenize bitkisel yağlardır.

Farkındaysanız her iki grupta da ayçiçeği, mısırözü, fındık, susam, zeytinyağı var. Yağın adı aynı ama meyvenin yetişme ve sıkma yöntemi içeriğini tamamen değiştiriyor. Tohum ya da meyve GDO'lu (genetiği değiştirilmiş organizma) olunca ve rafine yöntemiyle yüksek ısıda sıkılınca ya da hidrojenize işlemi görünce sağlıksız, ancak doğal ve soğuk sıkım 'sızma' olunca sağlıklı yağ oluyor! Ayrıca özellikle kızartmalarda tercih edilen rafine/rivyera yağlar, ikinci bir kez ısıl işlem görerek trans yağ oranı artıyor ve yemeği daha da sağlıksız hale getiriyor. Yemekte kullandığınız diğer malzemeler sağlıklı ve doğal olsa da, sağlıksız bir yağ her şeyi bozuyor!

Bu sebeple sağlıklı yağları alırken de doğallıklarını sorgulamak gerekiyor.

Eğer hayvansal yağ ise, hayvan serbest gezinerek doğal beslenmiş olmalı ve sütünden elde edilen tereyağı da geleneksel köy usulü yapılmış olmalıdır. Eğer bitkisel yağ ise yine bitkinin doğal yetişmiş olması, meyve veya tohumundan elde edilecek yağın da soğuk sıkım yöntemiyle preslenmiş olması gerekmektedir. Rafine bitkisel yağlardan uzak durulmalıdır. Ambalajının ışık ve ısıya maruz kalmaması da bir diğer önemli konudur. Eğer bu konuları sorgulama vaktiniz yoksa ve imkânınız varsa sertifikalı organik ürünleri tercih edebilirsiniz.

**Saf ve doğal olan köy tereyağı ile margarinlerin arasında ne gibi farklar var? Her ikisi de yarı katı değil mi?**

Tabii ki aynı olamazlar, çünkü margarinler doğal yağ değildir! Fabrikalarda, birçok ısıl ve kimyasal işlemlerden geçirilerek yarı katı hale dönüştürülen bitkisel yağlardır. Bitkisel yağdırlar ama tek çeşit bitkisel yağdan elde edilmezler. Ayçiçeği, hurma, pamuk, kanola, ketentohumu gibi bitkisel yağlar karıştırıldıktan sonra, yüksek basınç uygulanarak içine çeşitli emülgatörler, vitaminler, renklendiriciler, koruyucular ve tereyağı aroması eklenerek elde edilirler. İşte bu sebeple rengi ve kokusu tereyağına benzer, sizi aldatır ama gerçek tereyağı ile yakından uzaktan alakası yoktur. Uygulanan işlemler sırasında, sıvı bitkisel yağlar akışkanlıklarını da kaybederler. Aşırı hassas olan bitkisel sıvı yağların hassasiyetlerini kaybetmesi ve dayanıklı hale gelmesi amacıyla, yüksek ısı ve basınç altında formüllerine hidrojen atomu eklenmektedir. Böylece hidrojenize edilip margarin haline dönüştürülmektedir. Hidrojenize olmuş margarinler aşırı miktarda trans yağ ile yüklüdürler! Sağlıksız yağ sınıfındadırlar ve sağlığınızı riske sokarlar.

**Peki, margarinlerin içerdiği trans yağ miktarı nedir?**

Tereyağı gibi sürülebilir şekilde imal edilen ve içine tereyağı aroması konarak tüketiciyi yanıltan yarı katı (hidrojenize) yağların içinde cinsine göre ortalama yüzde 17 oranında trans yağ bulunur. Bu oran, imalatçısına bağlı olarak yüzde 4,4 ila yüzde 43,4 oranında değişebilmektedir. Bu alanda birçok araştırma yürütülmektedir. ARAŞTIRILAN BAZI MARGARİNLERİN İÇİNDE YÜZDE 60'A VARAN ORANLARDA TRANS YAĞ BULUNDUĞU GÖSTERİLMİŞTİR.[44,45,46]

44 Enig MG.Transfatty Acids in the Food Supply: a comprehensive report covering 60 years of reseach. Silver Springsi MD, Enig Associates, 1993.
45 Fred A. Kummerow (2008). Cholesterol Won't Kill You – But Transfats Could. Trafford Publishing.
46 Trans Fat Task Force (June 2006) TRANSforming Food Supply. Retrieved 2007-01-07.

**Hidrojenasyon nasıl yapılıyor, biraz açıklar mısınız?**

Hidrojenasyonun gıda sektöründeki en önemli uygulaması, doymamış yağların ihtiva ettiği ikili ve üçlü bağların platin ya da nikel katalizörlüğünde hidrojen ile doyurulmasıyla margarin elde edilmesidir.[47] İşlemler sırasında, bitkisel yağlara (ayçiçeği, hurma, pamuk, kanola, ketentohumu vb) uzunca bir süre yüksek basınç ve yüksek ısı (120-210 santigrat derece) verilir ve 'hidrojen gazı' ile temasa geçmesi sağlanır.

Hidrojenasyon işlemi sırasında, bitkisel yağların önemli içeriği olan temel yağlar ve doymamış olan yağ özellikleri yok ediliyor ve ortadan kaldırıyor.

Hidrojenasyonlar sırasında kullanılan katalizörlerin birçoğu da yarı nikel yarı alüminyum metallerden oluşabiliyor. İşte bir tehlike de bu noktada başlıyor! Çünkü yarısı nikel yarısı alüminyum olan bu metaller, hidrojenize edilmiş olan yağların içine de nüfuz ediyor. Özellikle yağlarda alüminyumun varlığı oldukça korkutucudur, ürkütücüdür. Çünkü birçok çalışma, çağımızın vebası olan Alzheimer hastalığının, osteoporozun, hatta kanserin nedenleri arasında alüminyum metalinin bulunduğunu göstermiştir.[48,49,50,51]

Fabrikasyon işlemlerle katılaştırılmış bitkisel yağlar (margarinler ve diğer hidrojenize yağlar) sağlıklı olmadıkları gibi, sağlığımızı da bozarlar. Çünkü katılaştırma (hidrojenasyon) işlemi sonucunda doğallıklarını kaybetmiştirler ve doğal olmayan birçok yağ asidi içerirler. Ayrıca, sağlıklı yağlar diye sunulan bu yağların içinde artık temel yağlar olan doğal Omega-3 ve Omega-6' yağları da yok edilmişlerdir. Organizmamızın kullanamayacağı metalleri içermektedirler.[52]

İNSAN ORGANİZMASININ TAMAMEN YABANCI OLDUĞU, KULLANMAK İÇİN PROGRAMLANMAMIŞ OLDUĞU YAPAY ZARARLI KİMYASAL ÜRÜNLERDİR! Üstelik bu konuda hekimler, beslenme uzmanları, biyologlar, biyokimyacılar hemfikirdirler.

**Trans yağlar margarinler dışında hangi yiyeceklerde bulunuyor?**

Daha önce de belirtmiş olduğumuz gibi, trans yağlar birçok işlenmiş ve hazır yiyecek paketinin içinde, tostlarda, dondurma gibi en çok tüketilen ve

47 http://tr.wikipedia.org/wiki/Hidrojenasyon

48 Nelson Arispe, et al., Alzheimer disease amyloid Beta protein forms calcium channels in bilayers membrane: Blockade by tromethamine and aluminium. Proc Natr Acad Sci USA Vol. 90 pp. 567-571, January 1993.

49 John RM., et al., Brain aluminum in aging and Alzheimer disease. Neurolgy June 1979 vol 29 no 6 809.

50 Alzheimers.org.uk/factssheets

51 www.nhs.uk/livewell

52 Patterson, HBW (1998). 'Hydrogenation' (PDF). Sci Lecture Papers Series. Retrieved 2007-01-07.

sevilen, alışkan haline gelmiş olan yiyeceklerde bulunmaktadır.[53] Yiyecekler üretici firmaya ve ülkeye bağlı olarak değişik oranda trans yağ içermektedir.

**Peki, her ne kadar sağlıklı da olsa hayvansal katı yağların hiç zararı yok mu, mesela asidik olmaları bize zarar vermez mi, kalbimizi krize sokmaz mı?**

Doğal beslenmiş hayvanların etiyle birlikte içyağı veya kuyrukyağını ya da sütünden elde edilen tereyağını yemek kalp krizi nedeni değildir, tersine kalp krizini önlemektedir, vücudumuzun güçlenmesini ve güçlü kalmasını sağlarlar.

Ayrıca bilinçaltına işleyen bir konu daha var, o da sanki katı kıvamdaki yağ yenince, vücutta hemen katılaşıp damarları tıkadığı, yağ olduğu inancıdır. Sağlıklı bir tereyağı yediğinizde, vücudunuzda 'katı yağ' olmaz!

Yıllardır kabul gören inanışın aksine, yağlı kırmızı et tüketen toplumlarda kalp krizi oranı oldukça düşüktür. Mesela Fransızlar hemen her yemekte doğal yağın her türünü bolca tüketirler, en yağlı kırmızı etleri yerler ama kalp krizi oranları düşüktür.[54]

Bu konuda Framingham çalışmasını yürüten bilim adamı George Mann'ın sonuçları ve hayat hikâyesi de çok ilginçtir.[55] Yağların, kolesterolün ve kırmızı etin kalp krizi ve damar sertliği yapmadığını bildirdiği kendisine ait bir çalışmadan sonra, baş araştırmacı olduğu Fragmingham çalışmasından çıkarılmış ve işine son verilmiştir.

Doymuş/katı hayvansal yağların damar sertliğine ve dolayısıyla kalp krizine ya da kalp damar hastalıklarına neden olmadığı da çeşitli birçok çalışma ile gösterilmiştir.[56]

1993 yılında Harvard Tıp Fakültesi Beslenme Bölümü'nde başlatılan bir çalışmada, menopozda olan 50.000 sağlıklı hemşirenin yiyeceklerinde kullandıkları yağların tipi ve miktarı incelemeye alınmıştır. 8 yıl süre ile bu 50.000 hemşirenin, doymuş yağları (hayvansal içyağı, kuyrukyağı, tereyağı), tekli doymamış yağları (zeytinyağı, fındıkyağı) ve çoklu doymamış yağları (mısırözü yağı, ayçiçeği yağı) ne kadar tükettikleri izlenmiştir. Hemşirelerin günlük kalori miktarlarının yüzde 30'unu bu yağlar oluşturuyordu, günlük yağ tüketim oranları oldukça düşürülmüştü. 8 yılın sonunda 50.000 hemşirede, ne kalp

53 Hunter, JE 82005). 'Dietary levels of trans fatty acids' basis for health concerns and industry efforts to limit use'. Nutrition Research 25 (5): 499-513.

54 Renaud S., et al., (1992) Wine, alcohol, platelets and the French paradox for coronary heart disease. *Lancet.* 339, 1523-1526.

55 Mann GV., et al., (1972) Atherosclerosis in the Masai. *Am J Epidemiol.* 95, 26-37.

56 A.Astrup et al., The Role of Reducing Intakes of Saturated Fat in the Prevention of Cardiovascular Disease: Where Does the Evidence Stand in 2010 ? *Am J Clin Nutr.* 93(2011):684-88.

krizi ne de inme riski açısından (fazla yağ tükettikleri zamana göre) hiçbir fark olmadığını 2006 yılında yayınladıkları raporlarında bildirmişlerdir.[57,58]

Harvard Tıp Fakültesi Beslenme Bölümü'nde 8 yıl süren çalışmanın sonucunda da, yıllar önce ABD'li ziraatçılar tarafından hazırlanmış eski beslenme piramidinde bulunan az yağlı, bol karbonhidratlı beslenme şekli terk edilmiştir. İlginç olan, eski piramidin hekimler ya da beslenme uzmanları tarafından hazırlanmamış olmasına rağmen, tüm dünyada özellikle hekimler tarafından kabul görmüş olmasıdır!

2002 yılında Harvard Tıp Fakültesi Beslenme Bölümü'nde yeni bir beslenme piramidi hazırlanmış ve yayınlanmıştır. Bu yeni beslenme piramidinde, fizik aktivitenin ve yağların tüketim oranının artırılmasına vurgu yapılmakta, bunlar piramidin en altında, temelde yer almaktadır, karbonhidratlar ise piramidin en tepesinde ufak bir yerde yer almakta ve az miktarda önerilmektedir.[59]

Bu geniş kapsamlı ve uzun süreli güvenilir çalışmalar, sağlıklı doğal yağlı yemek yemenin kalp krizi, felç ve diğer kronik/dejeneratif hastalıkların riskini artırmadığını, hatta önlediğini göstermektedir.[60,61]

Sağlıklı doğal yağların ve doğal proteinlerin tüketilmesi, hücrelerimizi, hücre zarlarımızı ve hücrelerimizin fonksiyonlarını normalleştirir, güçlendirir, direncini artırır. Hücrelerimiz ve hücre zarlarımız dışarıdan gelecek her türlü salgırgan virüs, bakteri, toksik ve alerjen maddelere karşı direnebilirler, mücadele edebilirler. Ayrıca bağışıklık sistemimizi (immün sistemimizi) oluşturan hücreler de güçlü kuvvetli olacaktır. Sonuç olarak hastalıklara karşı direncimiz de artacaktır. Hem hastalanmasınlar diye çırpındığımız göz bebeğimiz olan sevgili çocuklarımızı hem de kendimizi ve eşimizi hastalıklardan korumanın yolu budur!

### Yağ asidi ne demek?

Yağların tümüne, genellikle biyokimyasal olarak 'yağ asitleri' diyoruz. Ancak her yağ asidi birbirinin aynı değildir, 20'den fazla çeşidi vardır. Her birinin formülü değişiktir, hiçbiri birbirine benzemez!

57 Howard BV., et al., Low-Fat Dietary Pattern and Risk of Cardiovascular Disease: The Women's Health Initiative Randomized Controlled Diatary Modification Trial. *JAMA*. 295(2006)655-66.

58 Howard V., et al., Low-Fat Dietary Pattern and Weight Change over 7 Years: The Women's Health Initiative Randomized Controlled Diatary Modification Trial. *JAMA*. 295 (2006): 39-49.

59 Karatay CE., *Karatay Diyeti'yle Yaşam Boyu Sağlık*. Hayykitap, İstanbul, 2011.

60 Wong, Julia M.; de Souza, Russell; Kendall, Cyril W.; Emam, Azadeh; Jenkins, David J. (2006). "Colonic Health: Fermentation and Short Chain Fatty Acids". *Journal of Clinical Gastroenterology*. 40 (3): 235–

61 Vanhoutvin, SA; Troost, FJ; Hamer, HM; Lindsey, PJ; Koek, GH; Jonkers, DM; Kodde, A; Venema, K et al., (2009). "Butyrate-Induced Transcriptional Changes in Human Colonic Mucosa". In Bereswill, Stefan. PLoS ONE 4 (8): e6759.

İşte bu sebeple "aman yağlardan uzak durun" deyip bütün yağları aynı kefeye koymak, bugün geldiğimiz noktada en büyük bilimsel yanılgılardan biridir. O kadar çok yağ çeşidi vardır ki, hangi yağlardan uzak duracağımızı bilmeden, anlamadan yağlardan nasıl uzak duracağız? Hangilerinden uzak duracağız?

ÇÖZÜM, SAĞLIKLI VE SAĞLIKSIZ YAĞLARI BİRBİRİNDEN DOĞRU AYIRIP SAĞLIKLI OLANI KULLANMAK, SAĞLIKSIZ OLANDAN UZAK DURMAKTIR.

Yemeklerde kullandığımız yağları, genellikle doymuş yağlar (hayvansal içyağı, kuyrukyağı, tereyağı), tekli doymamış yağlar (zeytinyağı, fındıkyağı) ve çoklu doymamış yağlar (mısırözü yağı, ayçiçeği yağı) olarak sınıflarız. Bu yağlar, bir markete gittiğimiz zaman, mutfak alışverişi sırasında sepetimize koyup eve getirdiğimiz yağlardır.

Önceki sorunun cevabında da belirttiğim gibi bu yağlar, doğal beslenmiş hayvanlardan veya doğal yetişmiş tohum ya da meyveden yüksek ısıl işlem görmeden elde edildikleri zaman, yakılmadıklarında, güneş ışığına maruz bırakılmadıklarında, plastik ambalajlarda muhafaza edilmediklerinde, hava almaları önlendiğinde hepsi sağlığımıza faydalıdır. Hatta yaşantımız için elzemdir...

RAFİNE EDİLMEMİŞ, 'RİVYERA' HALİNE DÖNÜŞTÜRÜLMEMİŞ, YAKILMAMIŞ, KIZARTMA YAPILMAMIŞ YAĞLARIN, YANİ DOĞAL SOĞUK SIKIM SIZMA YAĞLARIN, VÜCUDUMUZDA, HORMON OLMADIKLAR HALDE HORMONLAR GİBİ ETKİ VE GÖREVLERİ VARDIR!

Sağlıklı doğal yağlar, bütün hücrelerimizin çalışması için şart olan oksijeni, onların solunumunu sağlar. Bütün hücrelerimizin her türlü metabolizmasını düzenler. Bütün hücrelerimizde enerji üretimini sağlar ve düzenler.

**Yağlar, hayati önemi olan bu gibi fonksiyonları nasıl yerine getiriyor?**

Bütün yağlar, hücresel fonksiyonları (asıl görevlerini) yapabilmeleri için iki önemli özelliğe sahiptir. Bunlardan birincisi moleküllerinde bulunan zincirlerinin uzun ya da kısa olması, ikincisi ise moleküler zincirlerinde çift bağın olup olmamasıdır.

Tereyağı gibi, katı/doymuş hayvansal kaynaklı yağların moleküler zincirinde çift bağ yoktur. Bu nedenle katıdırlar, diğer bir deyişle, doymuş yağ olarak adlandırılırlar. Tereyağı formülüne (bilimsel adı 'butiric acid') bakacak olursak, doymuştur ama zinciri oldukça kısadır. Doymuş yağın boyu ne kadar kısa olursa, o kadar iyidir, dayanıklıdır ve sağlıklıdır. Kısa olan doymuş katı yağlar, en çok enerji üreten yağlardır ve bu bakımdan sağlıklıdırlar.

*Karatay Mutfağı* kitabında doymuş hayvansal yağlardan en çok doğal köy tereyağını öneriyoruz. Çünkü yemeklerimize en lezzetli damak tadını sağlayan ve sağlıklı olan, tereyağıdır. Kısa olan moleküler zinciri son derece güçlüdür, yüksek ısıya dayanıklıdır. Yakılmadan, kavrulmadan kullanılırsa son derece faydalıdır, lezzetlidir, enerji kaynağı esaslı bir besindir.

Bütün hücrelerimizi ve organlarımızı güçlendirir, bizleri 'aslan gibi' güçlü kılar. Aslanların, hayvansal yağ ve etten başka bir gıda ile beslenmediklerini hepimiz biliriz. Sürekli hareket ettiklerini, av peşinde koştuklarını da hatırlamamızda fayda var. Ayrıca hür yaşayan aslanlarda kalp damar hastalığı da görülmemiştir![62]

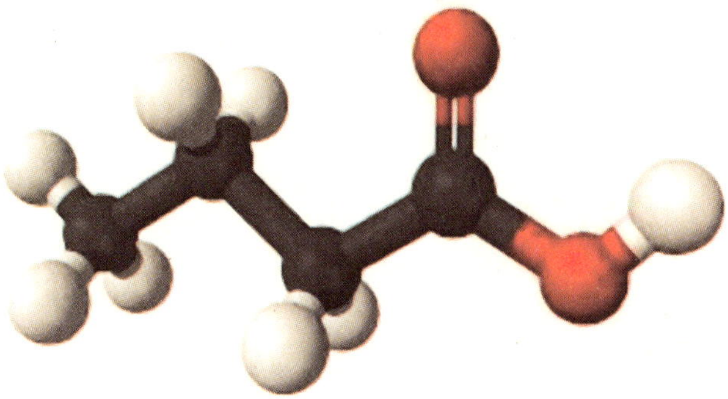

***Şekil-1:** Kısa moleküllü butirik asit (tereyağı) formülü*

Şekil-1'de yer alan kısa moleküllü tereyağı (butirik asit) formülünde, 4 adet siyah top 'karbon' atomlarıdır ve tereyağı zincirinin ana bel kemiğini meydana getirirler. 8 adet beyaz top 'hidrojen' atomları, 2 adet kırmızı top da 'oksijen' atomlarıdır. Doymuş olan kısa moleküllü tereyağını vücudumuz 'çok kolay' bir şekilde metabolize eder.

Tereyağının sağlıklı bir şekilde ve kolaylıkla sağladığı güçlü enerjiyi hücrelerimiz sağlıklı bir şekilde kullanabilir.

Uzun moleküllü doymuş yağlar ise vücudumuzda daha az enerji sağlarlar. Daha uzun moleküllü yağlara örnek olarak 'palmitik asit', 'steraik asit' ve 'arachidik asit' (rafine mısırözü ve ayçiçeği gibi sıvı yağlarda bulunur) örnek gösterilebilir.

62 Source http://www.ncbi.nlm.nih.gov/pmc/articles/PMC1312295/

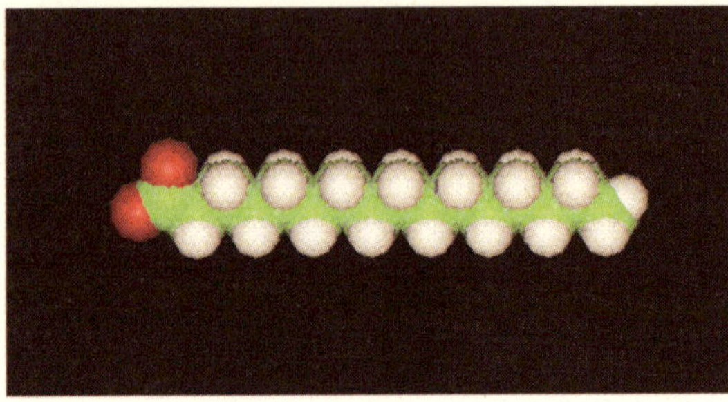

***Şekil-2:** Orta zincir moleküllü palmitik asit formülü*

Şekil-2'de formülü yer alan palmitik asit ise orta zincir boylu doymuş bir yağ asididir. Yeşil toplar karbon atomlarını, beyaz toplar hidrojen atomlarını, kırmızı toplar oksijen atomlarını göstermektedir. Oldukça dayanıklı olan palmitik yağ asidi (palm yağı olarak biliniyor), enerji sağlaması bakımından kısa zincirli yağlardan daha zayıftır. Ancak çabuk bozulmadığı ve doğallığını kolay kolay kaybetmediği için sağlık veren bir yağdır, zararlı ve tehlikeli değildir.

Oleik asit içeren zeytinyağı, fındıkyağı gibi tekli doymamış yağlarda ise 'tek bir tane çift bağ' vardır. Sıvı ve akışkan olmalarının nedeni bu tek çift bağdır. Zeytinyağında bulunan karbon atomlarının sayısı 18 tanedir, Şekil-3 ve Şekil-4'te görüldüğü gibi bir tek çift bağı bulunmaktadır.

Zeytinyağı, doymuş yağlara ve çok fazla sayıda çift bağı olan diğer yağlara oranla orta derecede enerji sağladığı için, sağlığımız için faydalıdır. Tek çift bağı bulunması, çoklu doymamış olan sıvı yağlara (mısırözü, ayçiçeği, soya, kanola vb) oranla dayanıklılığını artırmaktadır. Bu neden çok çabuk bozulmadığı ve ısıya dayanıklı olduğu için tercih edilmelidir. Zeytinyağının 250 santigrat dereceye kadar ısıya dayanıklı olduğu ve bozulmadığı bilinmektedir.

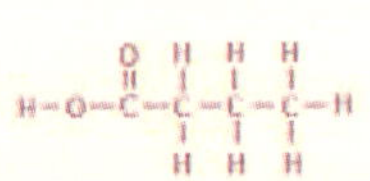

**Butyric Acid - Saturated Fatty Acid**

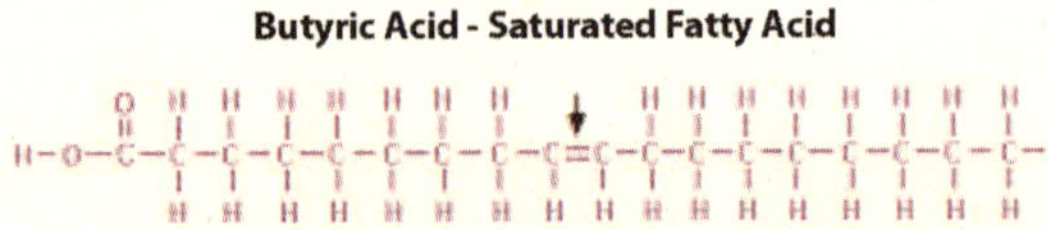

**Oleic Acid - Monounsaturated Fatty Acid**

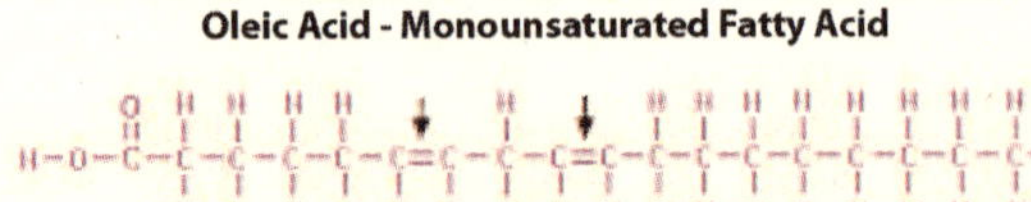

**Linoleic Acid - Polyunsaturated Fatty Acid**

***Şekil-3:** Butirik asit, oleik asit ve linoleik asidin kimyasal formülü*

Çoklu doymamış yağlar ise, Omega-3 gibi balıkyağı (hayvansal kaynaklı Omega-3) ve ketentohumu yağı (bitkisel kaynaklı Omega-3) ve Omega-6 gibi ayçiçeği, mısırözü vb bitkisel kaynaklı yağlardır (*Karatay Diyeti* kitabında bu yağların özellikleri detaylı ve şemalı olarak yer almaktadır).

Şekil 3'te, üç değişik yağın kimyasal formüllerini görmekteyiz. En üstteki en kısa karbon zincirli olan tereyağı (butirik asit), orta kısımda tekli doymamış bir yağ örneği olan zeytinyağı (oleik asit), en altta da en uzun yağ formülüne olan Omega-6 (linoleik asit) formülüne örnek verilmiştir.

Ayçiçeği ve mısırözü gibi sıvı bitkisel yağlarda bulunan Omega-6, linoleik asit (LA) içerir, Şekil-3'teki formülde gördüğümüz gibi linoleik asitte 'iki çift bağ 'bulunur. Bu nedenle çok çabuk bozulabiliyorlar.

Doğallıklarını çabucak kaybeden bu yağlar, özellikle kızartmalarda kullanıldığı zaman (ısıya dayanamadıklarından dolayı) hemen bozulurlar ve aşırı miktarda trans yağ meydana gelir.

İŞTE BU TRANS YAĞLAR ZARARLI YAĞLARDIR. İNSAN VÜCUDUNA MÜMKÜNSE HİÇ GİRMEMELERİ GEREKMEKTEDİR. ÇÜNKÜ NEDEN OLDUKLARI HASTALIKLARIN BAŞINDA HEPİMİZİN KORKULU RÜYASI OLAN KANSERLER, KRONİK İNFLAMASYON VE KRONİK DEJENERATİF HASTALIKLAR GELMEKTEDİR.

Daha önce de vurguladığımız gibi, hücrelerimiz trans yağları kesinlikle kullanamazlar, bu nedenle işlevlerinde ve fonksiyonlarında bozulma oluşur. Trans yağlar hücrelerin korunma, soluma ve enerji üretme mekanizmasının bozulmasına neden olurlar! Tüm hücrelerimizin zarına ve içine girerek ileri yaşlarda ortaya çıkan kronik dejeneratif hastalıkların başlamasına da neden olurlar. Bu nedenle, hızlı yaşlanmanın ve ömrün kısalmasının ana nedenidirler.

Oleik asit ve tekli doymamış olan zeytinyağı da, rivyera olduğu zaman ya da hidrojenize edilerek sertleşip margarin kıvamına geldiği zaman trans yağ haline dönüşür. Maalesef artık doğallığını kaybetmiş olan bir yağdır. Margarin formundayken sertleşmesinin (V şeklinden düz bir hale dönüşmesinin) nedeni, hidrojen atomunun, tek olan çift bağına girerek, dirseği düzgün bir hale sokmasının (hidrojenize yağ olmasının) sonucudur. Artık soğuk sıkım sızma zeytinyağı gibi değildir, rivyeradan da kötü bir haldedir, katılaşmış bir bitkisel yağdır, sağlığımıza zarar veren bir margarin halindedir. Zeytinyağından elde edilen bu margarinin içeriği artık oleik asit değildir, elaidik asittir. Sağlıklı zeytinyağıyla hiçbir alakası, hiçbir benzerliği kalmamıştır (Şekil-4).

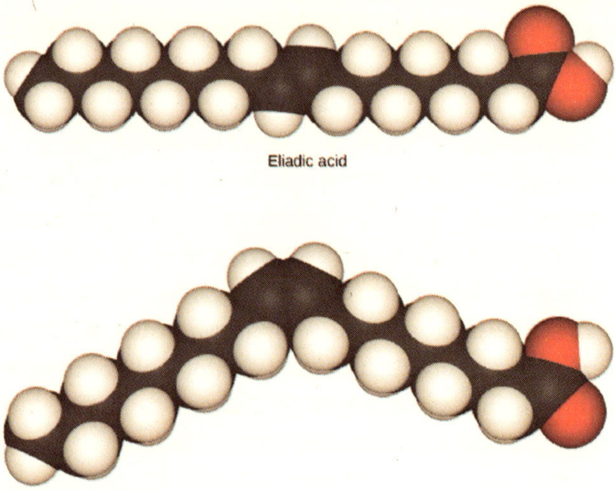

Eliadic acid

Oleic acid

**Şekil-4:** *Oleik asit formülü ile elaidik asit formülü arasındaki fark*

Şekil-4'te, oleik aside (zeytinyağına) bir hidrojen atomu eklendiğinde ortaya çıkan elaidik asit (zeytinyağlı margarin) formülünü görmekteyiz.

Neticede gıdalarımızla vücudumuza aldığımız iki tür yağ vardır. Sağlıklı yağ ve sağlıksız yağ. Doğal, bozulmamış olan herhangi bir yağda ne kadar çok çift bağ bulunursa, ona paralel olarak enerji üretimi de artar. Hücrelerimiz oksijeni daha rahat kullanır, nefes alır, güçlenir ve metabolizması hızlanır. Bu şekilde hayatımızı sağlıklı ve dinç bir şekilde yaşarız.

Güç ve enerji sağlayan, hücreleri güçlendiren, sağlamlaştıran dolayısıyla hastalıklara, virüslere, bakterilere, iç ve dış toksik etkenlere karşı organizmamızı dayanıklı kılan, koruyan yağlar, sağlıklı yağlardır. Çeşitli hastalıkların nedeni olan trans yağlar ise sağlıksız yağ sınıfındadır.[63]

SENELERDEN BERİ YAPILAN EN BÜYÜK TIBBİ HATA, BÜTÜN YAĞLARIN AYNI KEFEYE KONULMASI, SUÇLANMASI VE SAĞLIMIZA ZARARLI OLDUĞU KANISININ GENEL OLARAK KABUL EDİLMİŞ OLMASIDIR!

Oysa doğal olan katı/doymuş yağların kendi içlerinde bile değişik formülleri olduğunu gördük. Yapılan araştırmaların çoğunda doymuş/katı yağların farklı molekülleri olduğuna değinilmemiştir. Örneğin, orta boy zincirli katı/doymuş yağlar ile uzun boy zincirli yağların vücudumuzda metabolizma

63 Erasmus Udo. Fats that Heal Fats that Kill. How eating the right fats and oilsimproves: energy level, athletic performance, fat lose, cardiovascular health, immune function, longetivity, and more. Publ. Alive Books, 1993, PO Box 99, Summertown TN.

edilmeleri aynı değildir, birbirlerinden çok farklıdır! Mesela orta boy zincirli katı/doymuş yağlara iyi bir örnek olarak palm yağını ve keçi sütünde bulunan yağı verebiliriz. İnek tereyağında 4, keçi tereyağında da 12 karbon vardır. Bu yağlar en sağlıklı katı yağlarıdır, tabii ki doğal olarak kullanılmaları şartıyla... Uzun boy zincirli katı yağların en iyi örneği de, steraik asittir (hayvansal iç-yağı veya kuyrukyağı).

Hepsi katı yağ olduğu halde, orta boylu olanların daha sağlıklı olduklarını biliyoruz. Bu sebeple orta boylu ve uzun boylu moleküler yapıda olan katı/doymuş yağların sınıflamalarının ayrı ayrı yapılması şarttır. Bütün katı yağlar ya da bütün hayvansal yağların sınıflamalarının yapılması gerekmektedir! Bu gibi detaylar biyokimya biliminin konusudur. Kafaları daha fazla karıştırmamak amacıyla bu açıklamaları tadında bırakarak burada son vermek istiyorum.

KURTULUŞ REÇETESİ-4

# YÜKSEK ORANDA KARBONHİDRAT TÜKETME!

## Eğer sürekli 'kompleks' karbonhidrat tüketiyorsanız, bilesiniz ki oldukça bol 'şeker' tüketiyorsunuz

*Günlük beslenme programında, eski piramide dayanarak karbonhidratlara yüzde 50-60 oranında büyük pay verenlere duyurulur.*

**SORU:**
**Karbonhidratların vücuda etkisi nedir, tüketimi nasıl olmalıdır?**

**CEVAP:**

Aslında insan vücudu, ihtiyacına göre her zaman yağlardan ve proteinlerden kullanabileceği enerji için karbonhidrat üretebiliyor. Enerji almak için yıllardır söylendiği gibi günlük beslenme programında yüzde 60 oranında karbonhidrat yer alması gerekmiyor! Karbonhidratlar kitabın başında bahsettiğimiz 3 temel 'makronutrient'ten biridir, farklı çeşitleri vardır.

Karbonhidratlar 'basit' ve 'kompleks' olarak iki gruba ayrılırlar. Basit karbonhidratlar, bal ve şekerdir (sofra şekeri). Kompleks karbonhidratlar ise ekmek, pasta, börek, bisküvi gibi hamur işleri; patates, pirinç, buğday ve nohut gibi tahıllarda bulunan nişastalar; domates, soğan, havuç, pancar gibi sebzelerde bulunan şekerler; meyvelerde bulunan şekerlerdir, özellikle meyve şekeri dediğimiz früktozdur. *Karatay Diyeti'yle Obezite ve Diyabete Çözüm Var* kitabında meyve şekeri olan früktozun zararlarını oldukça detaylı bir şekilde anlatmıştım, o detaylara burada tekrar girmiyorum.

Gerek basit, gerekse kompleks karbonhidratlar ağza alınır alınmaz, enzimler tarafından hemen basit şekere dönüşür ve kana 'basit şeker' olarak geçerek kan şekeri olan kan glikozunu yükseltir. Bu nedenle, kompleks karbonhidratlar sık sık tüketildiği zaman basit şeker şekline dönüşerek kan şekerini sürekli olarak yükseltirler. Diğer bir deyişle, zararsızdır diyerek eğer sürekli kompleks karbonhidrat tüketiyorsanız, bilesiniz ki oldukça bol şeker tüketiyorsunuz. Kompleks karbonhidratların sağlığa zararlı olmadığını ya da faydalı olduğunu söyleyenlere sakın fazla inanmayın. Çünkü karaciğer ve pankreas yağlanmasının başlıca nedeninin, basit ya da kompleks karbonhidratların tüketilmesine bağlı olduğu birçok bilimsel çalışmayla gösterilmiştir.[64,65]

Diğer şekerlerle birlikte fazla miktarda früktoz tüketiminin, karaciğer ve pankreas yağlanmasına ve de karaciğer ve pankreas kanserine neden olduğu bilinmektedir.[66]

ÜZÜLEREK BELİRTMEK İSTİYORUM Kİ, BEBEKLERİMİZDE, ÇOCUKLARIMIZDA, GENÇLERİMİZDE VE İLERİ YAŞLARDA ORTAYA ÇIKAN BİRÇOK KRONİK/DEJENERATİF HASTALIĞIN NEDENİ, AŞIRI MİKTARDA BASİT VE KOMPLEKS KARBONHİDRAT TÜKETİMİDİR.

Karbonhidratların aşırı olarak tüketilmesi, hızlı yaşlanma ve erken ölüm nedeni olarak gösterilmektedir.[67,68] Şekerler ve doğallıklarını kaybetmiş yüksek glisemik indeksli karbonhidratlar en tatlı zehirdir unutmayalım!

Bu bağlamda aynı yağlarda olduğu gibi karbonhidratlarda da sağlıklı ve sağlıksız karbonhidrat ayrımını iyi yapmak gerekiyor. Bu sebeple karbonhidratları, yüksek glisemik indeksli karbonhidratlar (şeker oranı yüksek) ve düşük glisemik indeksli karbonhidratlar (şeker oranı düşük) olarak ikiye ayırıyoruz.

Glisemik indeks (Gİ), herhangi bir yiyeceğin içinde bulunan karbonhidrat miktarına göre hesaplanır. Karbonhidrat içeren bir yiyecek kana geçtiğinde, kan şekerini yükseltme hızını gösterir.

Örneğin, 50 gr toz şekerin glisemik indeksi hızlı bir şekilde kan şekerini yükselttiği için çok yüksektir ve 100 (yüz) olarak kabul edilir. Diğer karbonhidrat içeren yiyeceklerin glisemik indeksleri ise 100 (yüz) üzerinden (yüze oranla) hesaplanır. Karbonhidrat içeren yiyecekler düşük, orta ve yüksek glisemik indeksli olarak üç gruba ayrılır:

- Yüksek Gİ: 100-70

---

64 Samaha FF., et al., A low-Carbohydrate as Compared with Low-Fat Diet in Severe Obesity. *New Engl J Med.* 348 (May 22, 2003):2074-81.

65 Smith SR., A Look at the Low-Carbohydrate Diet. *N Engl J Med.* 361(2008):2286-88.

66 Samuel VT., Fructose Induced Lipogenesis: From Sugar to Fat to Insulin Resistance. *Trends Endicronol Metab.* 22(2011):60-65.

67 Heilbronn LK., et al., Calorie restriction and aging: review of the literature and implications for studies in humans. *The Am J Clinical Nutr.* September 2003 vol.78 no.3 361-369

68 Westerbeek ZW., et al., Effects of Aging and Caloric Restricition on Bone Structure and Mechanical Properties. *J Gerontol A Biol Sci Med Sci.* (2008) 63 (11):1131-1136.

- Orta Gİ: 70-55
- Düşük Gİ: 0-55

Rafine edilmiş ve işlenmiş hazır yiyeceklerin glisemik indeksleri de şeker gibi çok yüksektir ve 100 olarak hesaplanmıştır.

Fabrikalarda büyük miktarlarda üretilen bütün yiyecekler, uzun süre bozulmadan kalabilmeleri için çeşitli işlemlere tabi tutulurlar. Bu tür gıdalar, raf ömürleri uzatılmak amacı ile doğal olan faydalı liflerinden, yağlarından ve vitaminlerinden endüstriyel işlemlerle arındırılır, böylece kısa sürede bozulmaları önlenmiş olur.

Özgün maddeleri yok edilen yiyeceklere daha sonra damak tadını sağlamak amacıyla çeşitli suni tatlandırıcılar, gıda katkı maddeleri ve gıda boyaları eklenir.

Bu işlemleri görmüş yiyecekler ağza alındığı anda (ağzımızdan emilerek), hızlı bir şekilde kan şekerimizi yükseltirler. Ayrıca lifleri (posaları) yok edilmiş olduğundan, hazmedilmeleri hızlanmış ve kolaylaşmıştır. Mideden çabucak geçerek incebağırsağa ulaşırlar. Uzun bir tüp şeklinde olan incebağırsağın başlangıç bölümünden de hemen hazmedilirler ve son bölümüne kadar bile ulaşamazlar. Mide ve bağırsaklar kısa süre içinde boşalır.

Mide ve bağırsakların hemen boşalması ile bu organlarda bazı hormonlar salgılanır. Bu hormonlar, mide ve bağırsakların boşalmış olduğunu, sistemde yeterli besin ve yakıt kalmadığı mesajını beynimize iletir. Bunun sonucu da acıkma hissi ve yemek yeme isteğidir.

Rafine edilmiş ve fabrikasyon işlem görmüş hazır yiyeceklerin hazmedilmeleri çok hızlı olmaktadır. Bu tür yiyecekler, mide ve bağırsaklardan çok çabuk emilip kan şekeri ve insülinimizin hızla yükselmesine neden olur. İnsülin hormonunun aşırı bir hızla yükselmesi, kan şekerinin çabucak kullanılmasına ve hızla düşmesine neden olur. Reaktif hipoglisemi diye adlandırdığımız bu durum, insülin ve leptin direncinin en önemli belirtisidir.

Aşırı açlık hissi, mide ezilmesi, huzursuzluk gibi rahatsızlıların bir an önce giderilmesi için tatlı, çikolata ve şekerlere veya aşırı şekerli içeceklere saldırmamız kaçınılmaz olur. Bu da sık sık yeme ihtiyacımızı kamçılayacak kısır döngüyü başlatarak insülin ve leptin direncinin gelişme ve ilerlemesine neden olacaktır.

Büyük bir tabak mantı ya da çift kaşarlı bir tost yedikten 2 saat sonra tekrar acıkmamızın nedeni, rafine unlarla hazırlanmış bu hazır yiyeceklerin doğal sonuçlarıdır. Yüksek glisemik indeksli karbonhidrat içeren yiyecek ve içecekler, insülin ve leptin direncini kamçılar.

Lifi fazla olan ya da posalı yani karbonhidrat oranı düşük yiyeceklerin hazmedilmeleri yavaş olduğundan, mide ve incebağırsakta uzun süre kalırlar.

Bu nedenle, kaba ve doğal lifi fazla olan besinlerin mide ve bağırsaklarımızda hazım süresi uzundur. Yiyeceklerin içindeki lif miktarları arttıkça, glisemik indeks değerleri azalır. Bu nedenle şekerimiz ve buna paralel olarak insülin hormonu yavaş yavaş ve azar azar yükselir. Yemekten 2 saat sonra acıkma hissimiz ortaya çıkmaz ya da midemizde ezilme hissetmeyiz. Yiyecekler, oldukça uzun olan incebağırsağın sonuna kadar bağırsakta kalarak hazmedilmeye devam ederler.

Yiyeceklerin mide ve ince bağırsakta uzun süre kalmaları sonucu, başta leptin hormonu olmak üzere, mide ve ince bağırsağın son bölümlerinden salgılanan bazı hormonlar, beynimize sistemde yeterli yakıt olduğunu ve henüz herhangi bir yiyeceğe ihtiyaç olmadığını iletirler. Yemek yedikten 1-2 saat sonra acıkmamamızın ve tokluk hissimizin uzun süre devam etmesinin nedeni, düşük glisemik indeksli gıdaların tüketilmesidir.

KRONİK/DEJENERATİF HASTALIKLARI VE HIZLI YAŞLANMAYI ÖNLEMEK İSTİYORSAK, DÜŞÜK GLİSEMİK İNDEKSLİ KARBONHİDRATLARI TERCİH ETMELİYİZ.

Sağlıklı proteinler ve sağlıklı yağlarla birlikte sağlıklı karbonhidratlar dediğimiz düşük glisemik indeksli yiyeceklerin listesini ve glisemik indeks oranlarını, bu yiyeceklerle mevsimine göre yapılabilecek yemek tariflerini *Karatay Mutfağı* kitabında bulabilirsiniz.

### Düşük glisemik indeksli yiyeceklerle beslenmenin faydaları neler?

***Düşük glisemik indeksli yiyeceklerin tüketilmesinin faydalarını şöyle sıralayabiliriz:***

- Tokluk hissimiz uzun sürer, acıkmayız ve canımız sık sık bir şeyler yemek istemez. Tatlı, çikolata ve şekere hücum etmeyiz.
- Kan şekerimizde ani iniş çıkışlar olmadığından, şeker ve tatlı arzu etmeyiz.
- Reaktif hipoglisemi sonucu ortaya çıkan, açlık, halsizlik, yorgunluk ve sinirlilik halleri oluşmaz. Yemek yedikten 1-2 saat sonra gelişen hipoglisemi nöbetleri önlenir.
- Düşük glisemik indeksli bütün yiyecekler (sağlıklı karbonhidratlar), uzun süre tokluk hissi verirler.[69] Bu süre içinde leptin hormonu salgılanacağından, ihtiyacımız olan enerji depolanmış yağlarımızdan sağlanmış olur. Dolayısıyla kendi depo yağlarımızın ara öğün olarak kullanılmasına

---

69 Jenkins DJA., et al., Glycemic index: overview of implications in health and disease. *Am J Clin Nutr.* 2002;76:266S-273S.

fırsat vermiş oluruz. Bu nedenle sağlıklı bir şekilde kilo vermek mümkün olur ve verilen kilolar birkaç ay sonra geri alınmaz!

- TİP-1 ve TİP-2 diyabet (şeker) hastaları, düşük glisemik indeksli yiyeceklerle beslendikleri ve ekmek yemedikleri zaman, kan şekeri kontrolleri daha kolay ve sağlıklı şekilde sağlanır.[70,71] Şeker hastalarının aşırı kilo almaları önlenir ve takviye insülin ihtiyaçları giderek azalır. Bu şekilde şeker hastalarında görülen komplikasyonların birçoğu önlenir ve azalır.[72]

Düşük glisemik indeksli yiyeceklerle beslenmenin faydaları aslında ilk çağlardan beri bilinmekte ve uygulanmaktadır. Bu nedenle tarihine de değinmekte fayda vardır.

***Düşük glisemik indeksli yiyeceklerle beslenmeye tarihten örnekler***

- **HEREDOT**

İlk çağlarda önemli bir tarihçi olan Herodot, milattan önce beşinci yüzyılda, Pers kralı ile Habeş kralının buluşmasını anlatırken, Habeşlilerin yalnız haşlanmış et ve süt ile beslendiklerini ve ortalama 120 yaşına kadar yaşadıklarını ifade ediyor. Buna karşılık İranlıların tahıllarla, meyvelerle ve sebzelerle beslendikleri halde en çok 80 yıl yaşadıklarını vurguluyor.[73]

- **ANTHELME BRILLLAT SAVARIN**

Paris Anayasa Mahkemesi'nde üye bir hakim olan Savarin (1755-1826), aynı zamanda gurme kralı olarak tanınıyor. 1825 yılında yayınladığı *Physiologie du Gout*[74] adlı kitabında, büyük bir bölümü aşırı kilo ve obeziteye ayırmıştır. Konuyla ilgili şunları ifade etmektedir: "*İnsanların ve hayvanların yağlanmalarının nedeni, un ve nişastaya bağlıdır. Unlu ve nişastalı yiyecekleri tüketmediğimiz zaman yağlarımızdan kurtulacağız...*" Tıp, sağlık, fizyoloji ve kimya bilimlerine de aşırı ilgi duyan Savarin, aynı kitapta ayrıca şunu belirtmektedir: "*İnsanlar ve hayvanlarda yağ birikmesi, aşırı düzeyde sürekli olarak un ve nişasta tüketilmesine bağlıdır...*"

---

70 Irene S., et al., Lower Carbohydrate/Hihger Monounsaturated Diet Appropriate in Type 1 Diabetes. *Diabetes Care.* 2009 Sept;32:1597-1599.

71 Bayken AE., et al., Glycemic index in the diet of European outpatients with type 1 diabetes:relation to glycated hemoglobin and serum lipids. *Am J Clin Nutr.* 2001;73:574-81.

72 Brynes AE., et al., A randomised four-intervention crossover study investigating the effect of carbohydrates on daytime profiles of insulin, glucose, non-esterified fatty acids and triacylglcerols in middle aged men. *Br J Nutr.* 2003 Feb;89(2):207-18.

73 *Herodotus, The Histories* (III/2). A new translation by Aubrey de Selincourt. The Prnguin Classics, 1954.

74 Savarin AB. *Physiologie du gout.* Dtch. Ausgabe: Bruckmann GK, Munchen 1962.

## • WILLIAM BANTING

Ünlü İngiliz Kulak Burun Boğaz Uzmanı Doktor Harvey, aşırı kilolu olan William Banting denilen hastasını zayıflatmak amacıyla, 1862 yılında ona karbonhidratları hiç tüketmemesi gerektiğini öğütlemiştir. William Banting o kadar kiloluymuş ki, merdivenleri arkasını dönerek inip çıkabiliyormuş, Dr. Harvey'in önerisi ile bir sene içinde 25 kilo vermiş ve daha sonraki yıllarda da kilosu giderek azalmış, sağlığına kavuşmuş.

Deneyimlerini 1864 yılında *Letters on Corpulance* adlı bir el kitabında toplamış ve yayınlamıştır. Kitapta, zararsız diye yediği unlu ve nişastalı yiyeceklerin, korkmadan kullandığı şekerin ve biranın aşırı kilosunun nedeni olduğunu açıkça bildirmiştir.[75]

## • WESTON A. PRICE

Price, 1939 yılında yayınlanmış olan *Nutrition and Physical Degeneration* adlı kitabında, şekerleri, pastaları, ekmekleri ve diğer işlenmiş gıdaları tüketmezseniz sağlıklı kalırsınız, eğer hastaysanız sağlığınıza kavuşursunuz demiştir.[76]

## • WOFGANG LUTZ

Viyanalı bir hekim olan Wofgang Lutz'un 1967 yılında yazmış olduğu *Leben Ohne Brot* ( Ekmeksiz Yaşam) adlı kitabı, 2000 yılında 14. baskısını yapmış *ve Life Without Bread* adıyla İngilizce olarak da yayınlanmıştır. Lutz, adı geçen kitapta, binlerce hastasını senelerce izlediğini, karbonhidratları kısıtlayarak ya da tamamen yasaklayarak hastalarının sağlığa kavuştuklarını bilimsel çalışmalarla açıklamıştır.[77]

## • JOHN YUDKİN

Oxford Üniversitesi profesörlerinden Yudkin, 1972 yılında *Sweet and Dangerous* adlı, şekerin sağlığa son derece zararlı olduğunu açıklayan önemli bir kitap yayınlamıştır. Bu kitabında, bütün kronik dejeneratif hastalıkların temelinde şeker ve kan şekerine dönüşen unlu ve nişastalı yiyeceklerin bulunduğunu bilimsel olarak açıklamaktadır.[78]

Tarihi kaynaklarda da belirtildiği gibi, yaşam ve beslenme biçimi sonucu gelişen kronik/dejeneratif hastalıkların temelinde, unlu ve nişastalı yiyeceklerin, her türlü tatlı, şeker, şekerli içeceğin ve alkolün tüketilmesinin neden

---

75 Banting W. *Letters on Corpulance.* London, Harrison, 1864.
76 Price W. *Nutrition and Physical Degeneration.* 6th ed. New Canaan Con.: Keats Publishing, Inc., 1997.
77 Lutz W. *Leben Ohne Brot.* Planegg: Spiringer-Verlag, 1967.
78 Yudkin J. *Sweet and Dangerous.* New York: Van Rees Pres, 1972.

olduğu, karaciğer yağlanması ve bunun sonucu gelişen insülin hormonu yüksekliği yatmaktadır.[79]

Metabolik sendrom denilen, birçok hastalık belirtisinin bir arada toplanmış olduğu sendromun temelinde de insülin yüksekliği yatmaktadır.[80]

İnsülin hormonu yüksekliği sonucu, organizmada bütün enzimatik, biyokimyasal ve hormonal dengeler alt üst olmaktadır. Çünkü insülin, bütün hormonları idare eden son derece önemli bir hormondur. BİR KİŞİDE SAPTADIĞIMIZ İNSÜLİN HORMONU YÜKSEKLİĞİ, O KİŞİDE UZUN ZAMANDAN BERİ DEVAM ETMEKTE OLAN HORMONAL BOZUKLUKLARI, METABOLİZMA BOZUKLUĞUNU VE BÜTÜN METABOLİK BOZUKLUKLARIN BELİRTİLERİNİ YANSITMAKTADIR.

---

79 Corkey BE., Banting Lecture 2011: Hyperinsulinemia: Cause or consequence? *Diabetes.* 61(2012):4-13.
80 Park YW., et al., The metabolic Syndrome Prevalance and Associated Risk Factor Findings in the US Population from the Third National Health and Nutrition Examination Survey, 1088-1994. *Arch Intern Med.* 163 (2003): 427-36.

## KURTULUŞ REÇETESİ-5

# YAĞ YE, HASTA OLMA!

Gereksiz korku gereksiz hastalıklara yol açar! Sağlıklı yağ yemezseniz A, D, E, K vitaminlerinden de mahrum kalırsınız. Belki kilo sorununuz olmaz ama bağışıklık sisteminiz çöker, hastalıklarla boğuşursunuz!

*İyileşmez denen kronik/dejeneratif hastalıklarda az yağlı ya da yağsız beslenme öneren ve iyileşmeyi önleyenlere duyurulur...*

**SORU:**

**Bağışıklık sistemimizin zayıflayıp çökmesine neden olan etkenleri sıralayabilir miyiz?**

**CEVAP:**

Bağışıklık sistemimizi zayıflatan, çökerten birçok etken bulunmaktadır. Bunlardan 10 önemli etkeni şöyle sıralayabiliriz:

1. Sağlıksız trans yağlar (margarinler, rafine edilmiş/rivyera adıyla satılan tüm bitkisel yağlar, fabrikasyon yiyeceklerde ya da pastane ürünlerinde kullanılan hidrojenize bitkisel yağlar)
2. Tatlılar, şekerler, hamur işleri, asitli ve şekerli içecekler (glisemik indeksi yüksek karbonhidratlar)
3. Kan şekeri yüksekliğine, insülin yüksekliğine, karaciğer yağlanmasına, obeziteye ve diyabete neden olan bütün etkenler
4. Kötü beslenme ve yaşam biçimi
5. Gizli ve aşikâr olan alerjiler
6. Çevremizde aşırı düzeyde bulunan kimyasal toksinler
7. Kişisel bakım ve temizlik ürünlerinde bulunan kimyasallar
8. Yüksek elektrik gerilim hatları ve çeşitli elektromanyetik alanlar, röntgen ışınları

9. Fiziki ve mental (ruhi) stresler, agresiflik, saldırganlık
10. Yalnızlık, kimsesizlik

**Peki, kronik/dejeneratif hastalıkların temeli nasıl atılıyor?**

Az yağlı ya da yağsız beslenme sonucunda, vücudumuzun ihtiyacı olan önemli ve yağda çözünen vitaminlerin (A, D, E, K vitaminleri gibi) eksikliği ortaya çıkar. Ayrıca bu az yağlı ya da yağsız beslenme sırasında sağlıklı yağlardan mahrum kalınması sebebiyle kronik/dejeneratif hastalıklara da meydan açılmış olur.

KİLO ALMAKTAN KORKUP, VÜCUDUMUZ İÇİN GEREKLİ SAĞLIKLI YAĞLARI YEMEDİĞİMİZ ZAMAN, BÜTÜN HÜCRELERİMİZDE, DOKULARIMIZDA VE ORGANİZMAMIZDA CİDDİ BİR ŞEKİLDE BİRÇOK EKSİKLİKLİK VE BOZULMA MEYDANA GELMEKTE, BİRÇOK SAĞLIK SORUNU ORTAYA ÇIKMAKTADIR!

**Niye yağ oranını az buluyorsunuz? Bağışıklık sistemimizi güçlendirsek ve az yağlı yesek, hem kilo sorunundan hem de hastalıklardan korunmaz mıyız?**

Evet, bağışıklık sistemimiz güçlü ve kuvvetli olduğu zaman üşütünce bile hastalanmayız. Yani "Üşüttüm de, hastalandım" ya da "Çocuklar soğuk su içti de hastalandı" veya "Çocuklar çok terledi de hastalandı" demeyiz. Çünkü 'soğuk' kimseyi hastalandırmaz (yaşlılarda ağrı, sızı, adale tutulması hariç tabii). Hastalık sebepleri bakterilerdir, virüslerdir, alerjen maddelerdir. Soğuk, mikrop da değildir, bakteri de değildir, virüs de değildir (bilakis virüsler sıcak havada daha çok artarak faaliyet gösterirler). Eğer soğuk hastalık sebebi olsaydı, hayatları sıfıra yakın ısıda geçen Eskimoların her daim hasta olmaları gerekirdi...

Ama bağışıklık sistemini güçlendirmenin yolu, az yağlı beslenmeden değil aksine sabahları sağlıklı yağ, sağlıklı protein ve sağlıklı karbonhidratın bir arada bulunduğu iyi ve güçlü bir kavatlıdan geçer. Bu iyi ve güçlü kahvaltının nasıl olacağının cevabı da *Karatay Mutfağı* kitabında yer alan Karatay Kahvaltı Tabağı'nda yer almaktadır.

İyi ve güçlü bir kahvaltı ile aynı zamanda damarlarımızın içini kaplayan 'endotel' dediğimiz tek hücreli zar da güçlenmekte ve kuvvetlenmektedir. Böylece özellikle aşırı miktarda şeker tüketimi sonucu oluşan serbest oksijen radikallerinin ve trans yağların zararlı etkilerine karşı, vücudumuzun direnebilme gücü de artmaktadır.

Doğal tereyağı, soğuk sıkım sızma zeytinyağı (rivyera olmayacak) ve temel yağlardan saf Omega-3 tüketimi, kalp ve damar hastalıklarını da önlemektedir. Amerikan Kalp Derneği, günde 3 gr Omega-3 alınmasının, kalbi koruduğunu ve ani kalp ölümlerini önlediğini bildirmektedir.[81,82,83]

Kalp krizi ve kronik/dejeneratif hastalıkların nedeni, daha önce de açıklamış olduğumuz gibi, az miktarda da olsa sıkça tükettiğimiz margarin, mısırözü ya da ayçiçeği gibi bitkisel yağlarda bulunan Omega-6 yağlarıdır. Omega-6 yağlarının sağlığımıza zarar vermelerinin sebebi, aşırı kırılgan olmaları ve çok çabuk bozularak trans yağa dönüşmeleridir.[84,85,86] Trans yağları daha önce bahsettiğimiz zararlı etkilerinin yanında, organizmada serbest oksijen radikallerinin üretimini de artırmaktadır.

Bir parantez açıp, keten tohumu gibi Omega-3 içeren yağların yüksek ısıya maruz kaldığında da bozulduğunu ve trans yağa dönüştüğünü vurgulamak, özellikle margarinlerin içinde "Omega-3 içerir" diye katkı olarak kullanılan bu yağlarda o fabrikasyon işlemler sırasında Omega-3 kalmadığını vurgulamak isterim.

Bilerek ya da bilmeyerek tüketilen trans yağlar, vücutta normalde 1/4 olması gereken Omaga-3/Omega-6 oranının, günümüzde neredeyse 1/20'lere çıkmasına sebep olmuştur. İşte kronik/dejeneratif hastalıkların temelindeki sebeplerden biri budur ve yoğun miktarda sağlıklı yağ yemeden, yani az yağlı veya yağsız beslenerek bu durumun düzelmesi mümkün değildir.

Sağlıklı doğal yağları dengeli bir şekilde tükettiğimiz takdirde, trans yağların sebep olduğu kronik/dejeneratif hastalıklar önlenebiliyor, yani hastalanmıyoruz. Ayrıca eğer hastaysak, iyileşip o hastalıklardan kurtulabiliyoruz.[87,88]

*Karatay Diyeti, Karatay Diyeti'yle Yaşam Boyu Sağlık, Karatay Mutfağı* ve Karatay *Diyeti'yle Obezite ve Diyabete Çözüm Var* kitaplarında defalarca belirtmiş olduğumuz gibi, kronik/dejeneratif hastalıklar genetik değildir, bu nedenle önlenebiliyorlar.

---

81 http://www.heart.org/HEARTORG/GettingHealthy/NutritionCenter/Fish-101_UCM_305986_Article.jsp#aha_recommendations.

82 PM Kris-Etherton, et al., AHA Scientific Statement: Fish Consumption, Fish Oil, Omega-3 Fatty Acids and Cardiovascular Disease. *Circulation*. 2002;106:2747-2757.

83 www.news-medical.net/news/20110503/AHA-recommends-Omega-3-EPADHA-intake-for-individuals-with-elevated-triglyceride-levels.aspx.

84 Pinckney ER (1973) The potential toxicity of excessive polyunsaturates. Do not let the patient harm himself. *Am Heart J*. 85, 723-726.

85 West CE., et al., (1974) Reservations on the use of polyunsatırated fats in human nutriition. Search 5, 90-95.

86 Yam D., et al., (1996) Diet and disease-the Israeli paradox: possible dangers of a high omega-6 pollyunsaturated fatty acid diet. *Isr J Med Sci*. 32; 1134-1143.

87 Flight V. Evidence does not support saturated fats being harmful for cardiovascular health. J *Prim Health Care*. 2012 Jun 1;4(2):174.

88 Petousis-Harris H. J Prim Health Care. 2011 Dec 1; 3(4):317-9. *Epub*. 2011 Dec 1.

50 yılını hekimliğe adamış bir insan olarak bu kitapları yazmadaki amacım, önlenebilir olan bu hastalıkları anlatıp açıklayarak farkındalık oluşturmak ve halkımızın sağlıklı kalmasını, kronik/dejeneratif hastalıkların önlenmesini ve hastalarında sağlığını geri kazanmasını sağlamaktır.[89]

BİR KEZ DAHA VURGULAMAK İSTİYORUM Kİ, KRONİK/DEJENATİF HASTALIKLARI ÖNLEMEK SADECE KENDİ ELİMİZDEDİR, BAŞKA KİMSENİN ELİNDE DEĞİLDİR.

89 Patty W Siri-Tarino, Qi Sun, Frank B Hu, and Ronald M Krauss. Meta-analysis of prospective cohort studies evaluating the association of saturated fat with cardiovascular disease. *Am J Clin Nutr*. 2010 March; 91(3): 535–546.

**KURTULUŞ REÇETESİ-6**

# İYİLEŞMEZ DENEN HASTALIKLARIN İYİLEŞECEĞİNE İNAN!

Kabızlık, cilt hastalıkları, kadın hastalıkları, kronik/dejeneratif artritler ve artrozlar, astım ve alerjiler, kanserler, depresyon, şizofreni ve Alzheimer hastalıkları önlenebilir, iyileşebilir...

*Hastaları yanlış beslenmeye ve fazla miktarda ilaca 'mahkûm' edenlere duyurulur...*

**SORU:**
**En sık görülen kronik/dejeneratif hastalıklar hangileri?**

**CEVAP:**
En sık görülen önemli sağlık sorunlarını şöyle sıralayabiliriz:

- Kabızlık
- Cilt hastalıkları (akne/sivilce, cilt kuruluğu, cilt yağlanması)
- Kadın hastalıkları (âdet düzensizliği, polikistik over, fibrokistik meme, fibroid rahim, kısırlık, erken menopoz)
- Kronik/dejeneratif artritler ve artrozlar
- Astım ve alerjiler
- Kanserler
- Alzheimer
- Depresyon ve şizofreni

## Kabızlığı Hafife Alma!

### En başta kabızlık mı geliyor?

Kabızlık en önemli sağlık sorunlarından biridir. AKLIMIZA BİLE GETİREMEDİĞİMİZ BİRÇOK HASTALIĞIN TEMELİNDE VE BAŞLANGICINDA KABIZLIK YATMAKTADIR.

Basur dediğimiz hemoroitler, bacaklarda bizleri rahatsız eden varisler, toksinlerin vücutta birikmesi, kötü ağız kokusu, karaciğer hastalıkları, ıkınma sonucu oluşan kalp krizi ya da beyin anevrizmasını (beyin damarlarının yırtılması), ani tansiyon yüksekliğini kabızlığa bağlı sağlık sorunları kapsamında saymak mümkündür.

Ayrıca kronik kabızlık sonucu gelişen, gizli kan kaybına bağlı kansızlık, halsizlik ve baş ağrısı sorunlarını da sayabiliriz.

### Kabızlığın nedenlerini açıklayabilir misiniz?

Kabızlığın birçok nedeni bulunur, ancak en önemli birkaç nedeni şöyle sıralayabiliriz:

- Doğal yağları tüketmemek ya da çok az tüketmek!
- Yeterli miktarda saf ve doğal su (günde en az 2-2,5 litre) tüketmemek!
- Yüksek glisemik indeksli karbonhidratları (kek, börek gibi hamur işleri, şekerler, tatlılar, asitli ve şekerli içecekler vb) tüketmek.
- Doğal lifli yiyecekleri tüketmemek!
- İşlenmiş yiyecekleri aşırı miktarda tüketmek.
- Farkında olmadığımız gizli gıda alerjisinin bulunması.
- Her gün en az 20 dakika yürümemek ya da hareket etmemek.

Sağlığımız için en önemli gösterge, her gün en az bir kere yumuşak olarak büyük abdest yapmaktır. Bu, tüm hormonlarımızın ve enzimlerimizin saat gibi tıkır tıkır işlediğini ve hassas terazinin tam dengede olduğunu bize gösterir.

Mutfağımızda biriken çöpleri her gün dışarı çıkarıp çöpe attığımız gibi, bağırsaklarımızda biriken çöpleri de zorlanmadan, muntazam olarak her gün dışarı atmamız gerekmektedir.

Her kişinin vücut yapısı ve işleyişi farklıdır. Bu sebeple beslenme programı kişiye göre planınca ya da kişi kendi vücudunu dinleyerek, sağlıklı yiyeceklerden kendisine faydalı gelenleri tercih edince yaşantısı değişebilir, sağlık geri kazanılabilir.

## Cilt Hastalıkları Vücudun İçinde Başlıyor!

**Peki, akne/sivilce gibi cilt hastalıklarını neden kronik/dejeneratif hastalıklar arasında ikinci sırada saydınız? Onlar ergenlikle veya stresle alakalı değil mi?**

Her ergende akne veya sivilce olacak diye kural yoktur! Bu tip cilt sorunları da beslenme ile alakalıdır! Ergenlik çağındaki gençlerde, çocuklarda ve yetişkinlerde yüzde veya vücutta akne/sivilce çıkmasının nedeni, trans yağlarla dolu pizzalar, dondurmalar, patates kızartmaları, hamburgerler, paketlenmiş yiyecekler, şekerli ve asitli içecekler gibi işlenmiş gıdalardır. Aşırı miktarda şekerli yiyecek ve tatlıların tüketilmesi de akne/sivilce nedenidir.

HER TÜRLÜ AKNE/SİVİLCE, İNSÜLİN HORMONU YÜKSEKLİĞİ YA DA İNSÜLİN DİRENCİ BELİRTİSİDİR. Ergenlik çağında insülin direncinin gelişmiş olması hormonal dengeyi alt üst ettiğinden dolayı gençlerimizde, onların canını sıkan aknelere neden olmaktadır.

Sütlü ürünlere ve tahıllara alerjisi olanlarda da, akne/sivilce meydana gelebilmektedir.

Doğal tereyağı ve soğuk sıkım zeytinyağı gibi sağlıklı yağların eksikliğinden de akneler oluşmaktadır. Daha ciddi bir sorun da temel yağlardan Omega-3 eksikliğinin, sivilcelerin çoğalmasına neden olmasıdır.

Bu sebeple akne/sivilceleri önlemek ya da iyileştirmek için sağlıklı yağları tüketmeye özen göstermeli, yukarıda saydığımız trans yağ içeren yiyeceklerden, tatlı ve pastalardan, şekerli ve gazlı içeceklerden uzak durulmalıdır.

Ayrıca yaşlandıkça cildimizin kuruluğu da giderek artar. Özellikle kış aylarında bu kuruluk daha fazla meydana gelir. Soğukta, cildimizdeki yağların akışkanlığının azalması bu kuruluğu daha da artırır.

Bilindiği gibi cilt içeriden beslenir dışarıdan desteklenir, bu sebeple cildimizi yumuşatmak ve nemini artırmak için, soğuk deniz balıklarından elde edilmiş olan Omega-3 takviyesi alınması (dâhilen) yararlı olmaktadır. Ayrıca yüzümüze, vücudumuza ve hatta saçımıza doğal soğuk sıkım zeytinyağı sürerek (haricen) nemlendirmek de son derece faydalıdır.

SAÇ VE CİLT SAĞLIĞIMIZ İÇİN, SAĞLIKLI DOĞAL YAĞLARI (KORKMADAN), HEM İÇTEN HEM DE DIŞTAN KULLANMAMIZ GEREKİR.

Cildimize sağlıklı yağ sürmek, cildin nemini dengeler, korkulduğu gibi cilt yağlanmasına sebep olmaz!

Ciltte kötü bir görünüme sebep olan cilt yağlanmasının temelinde, akne/sivilcede olduğu gibi trans yağ içeren yiyecekler, tatlı ve pastalarla aşırı şeker tüketimi yatmaktadır. Çünkü trans yağlar akışkan olmadıkları için, ciltte birikirler ve cildin yağlı görünümüne neden olurlar. Ayrıca saç dökülmesi ve tırnakların kırılması da, sağlığımız için gereken yağların vücudumuzda eksik olduğunun bir göstergesidir.

DOĞAL BESLENME VE SAĞLIKLI YAĞLARIN TÜKETİLMESİ İLE KÖTÜ YAĞLAR VÜCUTTA AZALACAĞINDAN, CİLT VE SAÇ YAĞLANMASI, SAÇ DÖKÜLMESİ VE TIRNAK KIRILMASI SORUNUNDAN DA KURTULMUŞ OLURUZ.

## Sağlıklı Yağlar Kadın Hastalıklarını da Önler!

**Yağlar ile kadın hastalıklarının ne alakası var?**

Genç kızların ve kadınların, âdet dönemlerinden önce yaşadığı birçok sıkıntının nedeni de, vücutlarında aşırı miktarda trans yağ birikmesi ve aynı zamanda sağlıklı yağlardan yoksun olmalarıdır.

Kilo alacağım korkusuyla, sağlıklı yağ tüketmekten korkan ve ama aşırı miktarda rafine unlu ve trans yağ içeren hamur işlerini, şekerli yiyecek ve içecekleri (glisemik indeksi yüksek yiyecekleri) tüketen genç kızlarda/kadınlarda, insülin yüksekliğinin ve hormonal dengesizliğin gelişmesi, âdetlerde düzensizlik ve âdet öncesi sıkıntılar görülmektedir. Daha ileri evrelerinde de, polikistik over sendromu, fibrokistik meme hastalıkları, fibroid rahim hastalığı, kısırlık, erken menopoz gibi sorunlar ortaya çıkmaktadır.[90]

Bu şikâyetleri bulunan kişilerin de, trans yağ içeren yiyeceklerden, tatlı ve pastalardan, şekerli ve asitli içeceklerden uzak durmaları gerekmektedir. Glisemik indeksi düşük yiyecek ve içeceklerle beslenmeleri, yemeklerde ve salatalarda saf köy tereyağı ve soğuk sıkım zeytinyağı kullanmaları, ayrıca her gün yeterli miktarda (3 gr kadar) saf Omega-3 almaları faydalı olmaktadır.

## Az Yağlı Beslenme Kronik/Dejeneratif Artritlere ve Artrozlara da Neden Olur!

**Kemiklerimizin ağrımasını bir nevi 'kapı gıcırtısına' benzetebilir miyiz? Onları da yağlamak mı gerekiyor?**

Eklemlerimizi oluşturan yapıların tümünün (eklem içi kıkırdaklar/menüs-

90 Chavarro JE, et al., (2007-01). Dietary fatty acid intakes and the risk of ovulatory infertility. *American Journal of Clinical Nutrition.* 85(1):231-137.

küsler, eklem bağları, eklem kapsülleri vb) esnekliklerini kaybetmemeleri için sağlıklı yağa ihtiyaçları vardır. İşte bu sebeple trans yağlarla veya az yağlı beslenme ile kronik dejeneratif artritlerin ve artrozların oluşmasına neden olmaktayız.

Eklemlerimizin sertleşmesinin (kıkırdak, kas ve kas bağları dediğimiz tendonların ve eklem kapsüllerinin sertleşmesi) ve bunun sonucunda ağrımasının nedeni, eklem sıvılarının azalmasıyla esnekliğini kaybetmesine bağlıdır. Bunun da nedeni sağlıklı yağların eksikliği ve yetersiz tüketimidir.

Eklemlerimiz, vücudumuzun contalarıdır. Aynen contalar gibi rahat, sıkıntı vermeden, gıcırtı yapmadan, birbirlerine sürtünmeden çalışmaları için sık sık yağlanmaları gerekmektedir. Eklemlerimizin yağlanmasını ise sağlıklı yağlar (köy tereyağı, soğuk sıkım sızma zeytinyağı, özellikle saf ve katkısız Omega-3 yağları) sağlar. Ayrıca bu sağlıklı yağlardan zeytinyağı ve Omega-3 yağlarının anti-enflamatuar etkisi de vardır.

ÖZETLE, SAĞLIKLI YAĞLARI MUTLAKA TÜKETEREK VÜCUDUMUZUN GEREKSİNİMİ OLAN YAĞ İHTİYACINI KARŞILAMALIYIZ.

Omega-3 yağları, eklemlerin içinde bulunan sıvıların salgılanması ve kıkırdakların, eklem bağlarının ve eklem kapsülünün esnekliği için gerekli olan 'temel' yağlardır.

Ayrıca kemiklerimizin yapımı ve yıkımı için gerekli olan minerallerin bir yerden bir yere taşınmasını (transportunu) sağlarlar. Eklemlerde bulunan kıkırdakların, kasların ve kas bağlarının sertleşmesini önledikleri gibi irritayon ve enflamatuar reaksiyonları da önler ve iyileştirirler, eklem ağrılarını azaltır ve yok ederler.

Bütün bu sağlık sorunlarının nedeni hücrelerin içine girip yerleşen sağlıksız yağlardır, yani trans yağlardır.

Trans yağlar hücrelerimizin zarına, içine ve çekirdeklerine girip yerleşince, aslında Omega-3 yağlarının yerine yerleşirler. Bu noktada hiçbir fonksiyon gösteremedikleri gibi, Omega-3 yağlarının fonksiyonlarını da engellemiş olurlar. Örneğin hücrelerimizin oksijeni kullanmalarını engellerler. Solumaları engellenen hücreler enerji üretemezler, esnekliklerini kaybederler ve sağlıklı bir şekilde hiçbir görevlerini yerine getiremez hale gelirler. Böylece bizler henüz farkında bile olmadan, hücresel düzeyde hastalıklar, sağlık sorunları başlamış olur.

Daima ve defalarca dile getirdiğim ve *Karatay Diyeti, Karatay Diyeti'yle Yaşam Boyu Sağlık, Karatay Mutfağı* ve Karatay *Diyeti'yle Obezite ve Diyabete Çözüm Var* kitaplarında onlarca referans eşliğinde belirttiğim gibi, bu gibi sağlık sorunlarını önlemek kendi elimizdedir. Bu hastalıklar genetik değildir. Bilinçli olarak bataklığı kurutunca yani hastalıkların temeline inip tedavi edince birçok sağlık sorununu önleyebiliriz.

**Kıssadan hisse:**

1. Eklem bağlarını, eklem kıkırdaklarını, adale hücrelerini ve hücre zarlarını sertleştiren, katılaştıran, esnekliklerini yok eden trans yağlar tüketilmeyecek. Trans yağ içeren yiyeceklerle (pizzalar, dondurmalar, patates kızartmaları, hamburgerler, paketlenmiş yiyecekler), şekerli ve asitli içeceklerle, tatlılarla, pasta ve böreklerle karın doyurulmayacak.
2. Karın doyurmak için önünüze gelen her şey yenmeyecek! Yiyeceklerin içinde, temel beslenme için gerekli olan öğelerin bulunup bulunmadığına bakılacak!
3. Faydalı olan sağlıklı yağlar mutlaka yenecek, korkmadan tüketilecek. Contaların içten ve dıştan yağlanmaları sağlanacak.
4. Doğal olan gıdalar, bütünüyle işlem görmemiş şekilde mevsiminde ve doğal haliyle tüketilecek.

## Sağlıklı Yağlar Alerjik Reaksiyonları da Önlüyor!

**Bu yağlar her taşın altından çıkıyor! Ne yani alerjinin sebebi de yağlar mı?**

Astım hastalığı, genelde alerjik bir reaksiyonun göstergesidir, yani astım alerjik bir hastalıktır. Alerjiye neden etkenler içtiğimiz sulardan, yediklerimizden, temizlik ve kozmetik ürünlerinden ya da çevresel etkenlerden ileri gelebilmektedir.

Hava kirliliği, sigara, her türlü duman (gri, beyaz ve kara dumanlar, egzoz dumanları vb), polenler, kokular, bakteriler, virüsler, tozlar vb soluduğumuz havadan doğrudan solunum sistemimize girerek burnumuzda, ciğerlerimizde, cildimizde, yüzümüzde veya gözümüzde çeşitli reaksiyonlara neden olurlar. Ayrıca özellikle evde sürekli çamaşır suyu kullanan aşırı titiz annelerin bebeklerinde veya çocuklarında alerjik astım sıklıkla meydana gelmektedir.

Daha önce de açıklamış olduğumuz gibi doğallığını kaybetmemiş olan sağlıklı yağlar hücrelerimizi güçlendirir, bağışıklık sistemimizi güçlendirir, antienflamatuar etkiye sahiptir. Bu sebeple köy tereyağı, soğuk sıkım sızma zeytinyağı ve saf Omega-3 yağı alerjik reaksiyonları önleyebiliyorlar. Özellikle saf Omega-3 yağları, PG1 ve PG3 prostaglandinlerinin ana maddeleridir.

**Prostaglandinler ne işe yarar?**

Hormona benzeyen prostaglandinler,[91] hücre zarlarında lokal olarak üreti-

91 Das,UN., Beneficial effects of n-3 fatty acids in cardiovascular diseases: but, why and how? Prostaglandins, Leukotrienes and Essential Fatty Acids, December 2000; 63:351-62.

lir ve lokal olarak tüketilirler. Kısa ömürlüdürler ve üretildikten kısa bir süre sonra üretildikleri yerde yıkılırlar. Bu nedenle, diğer hormonlar gibi kana geçmezler ve kan dolaşımında uzun süre bulunmazlar.

Genel olarak prostaglandinler de faydalı ve zararlı olarak iki gruba ayrılır:

1. Faydalı olan prostaglandinler kısaca PGE1 ve PGE3 diye adlandırılırlar.
2. Zararlı olan prostaglandinler ise kısaca PGE2 diye adlandırılırlar.

**PGE1 ve PGE3 prostaglandinlerin faydaları ve PGE2 zararları neler?**

PGE1 ve PGE3 prostaglandinlerin sağlığımıza sonsuz faydaları vardır. Bunlardan önemli olanları şunlardır:

- Kanımızın sulanmasını sağlar ve kanın pıhtılaşmasını önlerler.[92]
- Kan basıncımızı düzenlerler.
- Sağlıklı ürememizi sağlarlar.
- Ağrıya, ateşe ve yaralanmaya karşı vücudumuzun direncini artırırlar.
- Genel olarak organizmada inflamasyonu/yangıyı önlerler. Meydana gelmiş olan lokal ve genel yangıyı ortadan kaldırıp, yok etmek için savaşırlar.
- HER TÜRLÜ ALERJİK REAKSİYON (BİR TÜR YANGIDIR) İLE MÜCADELE EDERLER.
- Bağışıklık sistemimizin kuvvetlenmesini sağlar, dolayısı ile virüs ve bakterilere karşı hücrelerimizin direncini artırırlar. Aynı zamanda var olan virüsleri de öldürürler.
- Derin ve rahat bir uyku sağlarlar.
- Konsantrasyonumuzu artırırlar ve hafızayı kuvvetlendirirler. Depresyon, demans (unutkanlık) ve Alzheimer hastalığını önlerler.
- Kalp ritmini düzenler ve ani ölümleri önlerler.
- Cilt, saç ve tırnaklarımızın parlak ve kuvvetli olmasını sağlarlar.
- Çocuklarda hiperaktivite ve konsantrasyon bozukluğunu önlerler.
- Kronik iltihabi bağırsak hastalıklarını önlerler.
- Damarların büzüşmesini önlerler. Bunun sonucunda da damar sertliğini, yüksek tansiyonu ve damarların tıkanmasını (kalp krizi, felç yani inme ve bacak damarlarının tıkanması) önlemiş olurlar.

Özetle, PGE1 ve PGE3 prostaglandinlerinin bağışıklık sistemi, dolaşım sistemi, solunum sistemi, üreme sistemi ve sindirim sistemlerinin normal fonksiyonları için hayati önemleri vardır. Bu prostaglandinler genel, lokal, akut ve

---

92 Bang HO, Dyerberg J, Nielsen AB., *Lancet*. 1971

kronik inflamasyonu; hücre çoğalmasını (proliferasyonunu); tümoral büyümeyi; bütün alerjik reaksiyonları kontrol ederler.

İnflamasyon başlatan PGE2 prostaglandinleri ise trans yağlar ve aşırı miktarda meydana gelmiş olan serbest oksijen radikallerinin etkisi ile Omega-6 yağlarının bozulması sonucu meydan gelir. PGE2 prostaglandinleri hücre zarlarında genel bir şekilde yangıyı başlatır. Diğer bir deyişle dejeneratif kronik hastalıkların başlamasının temel nedeni olan PGE2 prostaglandinlerinin fazla miktarda meydana gelmesidir (prostaglandinler ile ilgili daha detaylı bilgi ve şekilleri görmek isterseniz *Karatay Diyeti* kitabında bulabilirsiniz).

İşte bu sebeple doğallığını kaybetmemiş olan sağlıklı yağlar, yemeklerde ve salatalarda korkmadan tüketildiği zaman, hazım süresini yavaşlatır ve uzatırlar.

Dolayısıyla, yağlarla birlikte, mide ve bağırsaklarda uzun süre kalan yiyeceklerde bulunan proteinlerin de hazmı uzun sürer ve son derece kolaylaşır. Bu şekilde büyük protein moleküllerinin, aminoasit olarak adlandırılan ufak moleküllere indirgenmelerine fırsat sağlanmış olur.

Aminoasitlerin hiçbiri alerjik değildir, yani alerjiye neden olmazlar. ALERJİLERİN ASIL BAŞLAMA NEDENİ, İYİCE HAZMOLMAYAN VE BU NEDENLE BÜYÜK PROTEİN MOLEKÜLÜ OLARAK KANIMIZA GEÇEN UZUN MOLEKÜLLÜ PROTEİNLERDİR!

### Hani proteinler faydalıydı?

Evet, proteinler faydalı ama sağlıklı bir şekilde yenilip hazmolunduğu zaman... Kurtuluş reçetesi-1 bölümünde belirttiğimiz gibi, proteinler bir organizmanın yapı taşlarıdır. Yaşamamız, hayatta kalabilmemiz için 'olmazsa olmaz' besinlerdir. Ancak bilmemiz ve unutmamamız gereken son derece önemli nokta; hiçbir protein molekülü 'yağlar' olmadıkça işe yaramaz, görevlerini ve işlevlerini yerine getiremez! BİZLERİ HAYATTA TUTAN VE ELZEM OLAN ASIL KONU, YAĞLARIN VE PROTEİNLERİN AYNI ANDA BİR ARADA VÜCUDUMUZA GİRMELERİDİR, BİRLİKTE ORGANİZMADA BULUNMALARIDIR. Diğer bir deyişle, proteinler ve yağlar ancak birlikte olurlarsa işlev görebilirler ve görevlerini yerine getirmeleri mümkün olabilir. Bu sebeple SAĞLIKLI KALMAMIZIN, HASTALANMAMAMIZIN TEMEL UNSURU DOĞAL PROTEİNLER VE DOĞAL YAĞLARDIR.

Vücudumuz maalesef bütün proteinleri üretemez. Bu nedenle mutlaka dışarıdan almamız gereken proteinler de vardır. Bütün proteinlerin yapısına göz atacak olursak, genel olarak hepsinin ortalama 20 adet aminoasit zincirinden oluştuğunu görmekteyiz.

Aminoasit molekülleri birleşerek, her çeşit proteinin yapılmasını sağlarlar. 20 adet aminoasitten ancak 8 tanesi temel aminoasittir. OLMAZSA OLMAZ OLAN BU 8 TEMEL AMİNOASİDİN, İNSAN VÜCUDUNDA HİÇBİR ŞEKİLDE ÜRETİLEMEDİKLERİ İÇİN MUTLAKA YİYECEKLERİMİZLE ALINMASI GEREKMEKTEDİR.

Bu 8 temel aminoasidin en önemli kaynağı ise hayvansal gıdalardır. Hayvansal besinleri tüketmeyen kişilerde temel aminoasitlerin eksikliği ortaya çıktığından, hücre zayıflıklarına bağlı birçok sağlık sorunu ve hastalık gelişmektedir. Önemli olan nokta ise, temel aminoasitlerin besinlerle bir arada ve aynı anda tüketilerek vücudumuza girmesidir. Organizmamız, hepsi bir arada bulunduğu zaman temel aminoasitleri kullanabilmekte ve gerekli olan diğer önemli proteinleri üretebilmektedir. BESİNLERİMİZLE AYNI ZAMANDA YA DA BİR ARADA ALINMADIKLARI ZAMAN, VÜCUDUMUZ TEMEL AMİNOASİTLERİ KULLANAMIYOR VE PROTEİNLERİ ÜRETEMİYOR! Ayrıca kullanılamayan temel aminoasitler teker teker depo edilemedikleri için maalesef kısa sürede vücuttan dışarı atılıyor.

Uzun moleküllü proteinlerin son derece 'alerjen' olmasının ve alerjik belirtileri başlatmasının sebebi de işte bu! Çünkü uzun moleküllü proteinler, bağırsaklarımızdan geçerek herhangi bir kan dolaşımına girdikleri anda, yabancı ve tehlikeli madde olarak algılanırlar.

Tam olarak hazmolmamış olan büyük, uzun moleküllü proteinler, bağırsaklardan emilerek dolaşıma geçtikleri anda, vücudumuz, onları yabancı madde, yani saldırganlar olarak algılar ve kendini koruma amacıyla bu proteinlere saldırmaya ve onlarla savaşmaya başlar. İşte alerjik reaksiyonlar bu savaşların vücutta devam edegeldiğinin önemli belirtileridir.

Başta bütün kronik bağırsak hastalıkları olmak üzere, genel halsizlik, süregelen baş ağrıları, eklem ve kas ağrıları, hazımsızlık, aşırı gaz şikâyetleri ve kabızlık gibi genel birçok sağlık sorununun altında da bu gibi gizli alerjik reaksiyonlar yatmaktadır.

Proteinler tam olarak hazmedildikleri zaman ise küçük moleküllü dediğimiz, en ufak parçaları olan aminoasitlere indirgenirler. Aminoasitler proteinlerin temel taşıdır. Her bir organizma kendi ihtiyacına göre (bu aminositleri tekrar birleştirerek, yani bir araya getirerek) yeni protein üretir. AMİNOASİTLER ALERJİ YAPMAZLAR!

## Sağlıksız Dediğimiz Trans Yağlar Kanserin de Sebeplerinden!

**Yağlar kansere nasıl sebep oluyor?**

Fransa'da elektron mikroskobunda incelenen çeşitli kanser hücrelerinin zarlarında ve içlerinde trans yağların bulunduğu, 1950'li yıllarda, yağlar alanında (özellikle Omega-3 yağları) eksper olarak kabul edilen Johanna Budwig tarafından bildirilmiştir.[93]

SAĞLIKSIZ DİYE NİTELEDİĞİMİZ TRANS YAĞLARIN PROSTAT KANSERİ, MEME KANSERİ GİBİ ÇEŞİTLİ KANSER HASTALIKLARI İÇİN BÜYÜK RİSK FAKTÖRÜ OLDUĞU BİRÇOK BİLİMSEL ARAŞTIRMA İLE GÖSTERİLMİŞTİR.[94,95,96]

Trans yağların, normal hücrelerin ve hücre zarlarının, hücre içi minik organellerin normal çalışmasını engellediğini ve yerleştikleri bir hücre zarında ya da içinde tüm fonksiyonlara engel olduklarını sıklıkla vurgulamıştık. Ancak Budwig, SAĞLIKLI OLAN NORMAL HÜCRELERİN ZARLARINDA VE İÇLERİNDE TRANS YAĞ HÜCRELERİ GÖRÜLMEDİĞİNİ DE BİLDİRMİŞTİR.

Budwig'e göre bağışıklık sistemimizi ve tüm organizmadaki hücrelerimizin zarlarını güçlendirmek çok önemlidir. Doğal sağlıklı yağlar ve proteinlerin tüketilmesi bu amaçla şarttır, kanserleri önlemede de önemli bir etkendir.

Bu bağlamda sağlıklı ve doğal beslenmenin, yaşam biçiminin ne kadar önemli olduğunu bir kez daha vurgulamak istiyorum. KİMYASAL İLAÇ KULLANILMADAN DOĞAL YETİŞEN ZEYTİN VE TÜM DİĞER TOHUM/ÇEKİRDEKLER VE BUNLARDAN ELDE EDİLEN SOĞUK SIKIM YAĞLAR (ZEYİN, FINDIK, SUSAM, CEVİZ, FISTIK, ÇÖREKOTU, KETENTOHUMU, AYÇİÇEĞİ, KABAK ÇEKİRDEĞİ, ÜZÜM ÇEKİRDEĞİ VB) SAĞLIKLIDIR.[97,98] Özellikle karaciğer yağlanması, pankreas yağlanması, insülin yüksekliği, hormonal dengesizlik ve bozuklukları önledikleri ve vücudumuzda mikropsuz iltihap olarak adlandırdığımız alerji ve kanserlerin başlangıcı sayılan inflamasyon belirteçlerini (markerlerini) azalttıkları 2006 yı-

93 Budwig J. *FLAX OIL AS A TRUE AID AGAINST ARTHRITIS, HEART INFARCTION, CANCER AND OTHER DISEASES.*

94 Jorge C., et al., (2006-04-01). A prospective study of blood trans fatty acid levels and risk of Prostate Cancer. Proc. Amer Assoc Cancer Res. 47 (1):943.

95 Breast cancer: a role for trans fatty acids? World Health Organization (Press release). 2008-04-11.

96 Chajes V., et al., (2008):Association between serum trans-monounsaturated fatty acids and breast cancer risk in the E3N-EPIC Study. *Am J Epidemiol.* 167(11): 1312-20.

97 Kiritsakis A. Olive Oil. Campain, IL.AOCS, 1990.

98 Lusa E. Food Uses of Whole Oil and Protein Seeds. Champain, IL. AOCS. 1989.

lında gösterilmiştir.[99] ASIL İNFLAMASYONU BAŞLATANIN TRANS YAĞLAR OLDUĞU BİRÇOK ÇALIŞMADA BİLDİRİLMİŞTİR.[100]

## Trans Yağlar ile Alzheimer Hastalığının da Yakın İlişkisi Var!

**Alzheimer hastalığı ile yağların arasında nasıl bir ilişki var?**

Trans yağların aşırı miktarda tüketilmesinin en büyük sakıncalarından biri de, kişilerde Alzheimer riskini artırmalarıdır. Bu alanda yapılmış olan birçok bilimsel araştırma bunu göstermiştir.[101,102] Adı geçen bilimsel araştırmalarda, trans yağların, beyin hücrelerinde temel yağ olan Omega-3 yağlarından EPA ve DHA miktarını azatlığı bildirilmiştir.[103,104]

## Omega-3 Eksikliği Depresyon[105] Riskini de Artırıyor!

**Depresyon belirtilerini sağlıklı yağ eksikliği olarak mı algılamak gerekiyor?**

Sadece sağlıklı yağ eksikliğine bağlayamayız ama saf Omega-3 takviyesinin depresyon tedavisinde etkili olduğu bilimsel olarak gösterildi.[106]

2010 yılında, *Journal of Clinical Psychiatry* adlı bilimsel tıp dergisinde, bu alanda önemli ve oldukça kapsamlı bir çalışma yayınlanmıştır. Sekiz hafta süre ile yüksek doz EPA (Omega-3) ile tedavi edilen hastalarda, depresyon ve anksiyete belirtilerinin anlamlı bir şekilde azaldığı gösterilmiştir.[107] Ayrıca, Prof. Basant Puri'nin, EPA (Omega-3) kullanarak yaptığı ve depresyonu önlediğini

---

99 Rui J., et al., Nut Seed Consumption and Inflammatory Markers in the Multi-Ethnic Study of Atherosclerosis. *AM J Epidemiol.* 2006;163:222-231.

100 Lopez-Garcia., et al., (2005).Consumption of Trans Fatty Acids Is Related to Plasma Biomarkers of Inflammation and Endothelial Dysfunction. *The Journal of Nutrition.* 135(3):562-566.

101 Morros MC., et al., (2003). Dietary Fats and the risk of incident Alzheimer disease. *Arch Neural* 60(2): 194-200.

102 PhivilayA., et al., High dietary consumption of trans fatty acids decreases brain docosahexaenoic acid but does not alter amyloid-beta and tau pathologies in the 3xTg-AD model of Alzheimer's disease. *Neuroscience.* 159 (1):296-307.

103 Fisher Center for Alzheimeris Research Foundation. Good Fats in Fish May Lower Alzheimer Risk. http://alzinfo.org

104 Yehuda S., Et al., Essential fatty acids preparations (SR-^) improves Alzheimer's patiients quality of life. *Int Journal of Neuroscience.* 1996:87(3-4): 141-9.

105 Fenton WS., et al., A placebo controlled trial of omega-3 fatty acids supplementation for residual symptoms and cognitive impairment in schizophrenia. *Am J Psychistry.* 2002;158(12):2071-2074.

106 http://www.sciencedaily.com/releases/2010/06/100621111238.htm
https://www.ncbi.nlm.nih.gov/pmc/articles/PMC533861/

107 www.vitasearch.com/get-clp-summary/39553

gösterdiği birçok önemli araştırması bulunmaktadır.[108,109,110]

ABD'de bulunan Pittsburgh Üniversitesi'nde yapılan bilimsel çalışmada da, besinlerle yeterli düzeyde temel Omega-3 yağlarının alınmaması sonucu, ergenlik çağlarında davranış bozuklukları, saldırganlık, dikkat dağınıklığı, hırçınlık gibi davranışlar geliştiği gösterilmiştir.[111,112]

---

108 Puri BK., 2008, Cardiovascular disease and depression: the PUFA connection. *International Journal of Clinical Practice.* Vol:62, ISSN:1368-5031, pages:355-357

109 Puri BK., et al., 2006. The essentiality of EPA in breast milk during human lactation: implications to formula milk manufactturers. Agro Food Industry Hi-Tech, Vol17,ISSN:1722-6996,Pages:7-8.

110 Puri BK., Proton and 31-phosphorus neurospectroscopy in the study of memebrane phospholipids and fatty acids intervention in schizophrenia, depression, chronic fatigue syndrome (myalgic encephalomyelitis) and dyslexia. Int Rev Psychiatry 2006 Apr;18(2):145-7.

111 Corina O., et al., Adolescent Behavior and Dopamine Availability Are Sensitive to Dietary Omega-3 Fatty Acid Deficiency. *Biological Psychiatry* 2013 July.

112 Dopheide JA., et al., Attention-deficit-hyperactivity disorder: an uptade. *Pharmacotherapy.*2009 Jun;29(6);656-79.

## KURTULUŞ REÇETESİ-7

# KOLESTEROLÜNÜ SEV!

Metabolizmanı iyi tanı, hormonlarını dengele sağlıklı ve dinç yaşa... Kolesterolü düşürmek için değil, onu yükselten sebepleri iyileştirmek için uğraş!

*Kolesterol yağ değildir, vücudumuzun ürettiği en önemli antioksidandır. Yağ diye kolesterol ile savaşıp kolesterol vagonundan inmeyenlere ve ilaçla onu yok etmeye çalışanlara duyurulur...*

**SORU:**
**Metabolik ve hormonal bozukluklar nasıl gelişiyor?**

**CEVAP:**
Metabolik ve hormonal bozukluklar, dismetabolik ya da metabolik sendrom diye tanımlanan birçok klinik sorunun bir araya toplanmasıdır.

**Nedir, bu metabolik ve hormonal bozuklukların altında yatan birçok klinik sorun?**

- Kan yağlarının alt üst olması ve özellikle kan yağlarından trigliseridlerin yükselmesi, insülin ve kan şekeri yüksekliğine bağlıdır. Karaciğer yağlanmasının bir sonucudur.[113]
- KOLESTEROL VÜCUDUMUZUN ÜRETTİĞİ EN ÖNEMLİ ANTİOKSİDANDIR. Yüksek kan şekerinin ve yüksek insülin hormonunun toksik etkilerini ortadan kaldırmak ve organizmayı korumak amacıyla vücudumuzun tüm hücreleri tarafından üretilmektedir (kolesterol konusunda detaylı bilgileri *Karatay Diyeti, Karatay Diyeti'yle Yaşam Boyu Sağlık* kitaplarında ve önsözünü yazdığım dostum Uffe Ravnskov'un *Kolesterol Gerçeği* kitabında bulabilirsiniz).

113 Magkos F., et al., Management of the Metabolic Syndrome and Type 2 Diabetes Through Life Style Modification. *Ann Rev of Nutr.*29 (2009): 223-56.

- Karbonhidrat metabolizmasının bozulması, gizli şeker ve aşikâr şeker hastalığı gibi hastalıklarda da, kan yağlarında aşırı dengesizlik ve bozukluk gelişir, ortaya çıkar. Bir organizmada şeker (früktoz) zehirlenmesinin en önemli belirtilerinden biri, kan trigliseridlerinin aşırı düzeyde yükselmesidir. Trigliseridlerin aşırı düzeyde yükselmesi, kolesterolün ve lipitlerinin dengesinin bozulmasını tetiklemesinden dolayıdır.
- İNSÜLİN YÜKSEKLİĞİ, TANSİYON YÜKSEKLİĞİ NEDENİDİR. HASTALARDA TANSİYON YÜKSEKLİĞİ HORMONAL DENGESİZLİĞİN BELİRTİSİDİR.
- Kalp damar hastalıkları ve kalp krizi, insülin yüksekliğine ve kan şekeri yüksekliğine bağlıdır. Nedeni de, insülin hormonunun, kanın pıhtılaşmasını ve yapışkanlığını artırmasıdır; kanın (trombositlerin) pıhtışalmasını sağlayan kan hücrelerinin birbirine yapışması, bir araya toplanarak kümeler oluşturması ve kanın pıhtılaşma özelliğinin artmasıdır.
- KISACA KALP DAMARLARI, BEYİN DAMARLARI, BÖBREK DAMARLARI, GÖZ DAMARLARI, BACAK DAMARLARININ KAN PIHTISI İLE TIKANMASININ NEDENİ, KAN ŞEKERİ VE KAN İNSÜLİNİNİN DEVAMLI BİR ŞEKİLDE YÜKSELMESİ VE YÜKSEK DÜZEYLERDE KALMASIDIR.
- Kan şekeri ve insülin yüksekliğinin sebebi de, bildiğimiz gibi glisemik indeksi yüksek yiyeceklerin (tatlılar, şekerler, hamur işleri, asitli ve şekerli içecekler, trans yağ içeren yiyecekler) aşırı şekilde yenmesi sonucudur! Hayati önemi olan hormonların ana maddesi kolesterol yüksekliğinin sebebi de, insülin ve şeker metabolizmasının bozukluğuna bağlıdır.
- Kolesterol, hücrelerimiz ve hücre zarlarımız için, binaları depreme karşı dayanıklı kılan taşıyıcı 'kolonlar' gibidir; HÜCRE ZARININ TAŞIYICI KOLONLARI KOLESTEROLDÜR. Kolesterol hücre zarları için bir tutkal görevi görmektedir.
- HÜCRE ZARININ SAĞLAM VE GÜÇLÜ OLMASI, KALINLIĞI, DİRENCİ/ DAYANIKLILIĞI, GEÇİRGENLİĞİ (PERMABİLİTESİ), DEFORMASYONU HÜCRE ZARINDA BULUNAN KOLESTEROL DÜZEYİNE BAĞLIDIR.
- Xia ve arkadaşları, 2008 yılında yaptıkları çalışmada, pankreasın betahücrelerinin zarlarından kolesterolü çıkardılar, neticede insülin yapımının ve sekresyonun bozulduğunu gösterdiler.[114]
- Sukhija ve arkadaşları da, 2009 yılında yaptıkları araştırmada, hastala-

114 Xia F., et al., Inhibition of cholesterol biosynthesisi impairs insulin secretion and voltage-gated calcium channel function in pancreatic cellls. *Endocrinology.* 2008;149:5136-45.

rın 'statin' ile tedavisi sonucunda tüm vücut kolesterolünün azaldığını ve Tip-2 diabetes mellitus (yetişkin şeker hastalığı) riskinin arttığını gösterilmişlerdir.[115]

- Dr. Bernard Forette ve arkadaşları, 1989 yılında yaptıkları çalışmada, yüksek kolesterolü olan yaşlı kadınların daha uzun yaşadıklarını, düşük kolesterolü olan kadınlarda mortalitenin (ölüm oranı) yüksek kolesterollü kadınlara oranla yüzde 5 daha fazla olduğunu bildirmişlerdir.[116]
- Shestov ve arkadaşları, 1993 yılında, kan LDL'sinin (düşük dansiteli lipoprotein) bildirilen ve o dönemde normal olarak kabul edilen (150 mg/dl) değerler içinde olan kişilerde, İKH (kalp krizinin) hakikaten düşük oranda görüldüğünü, buna karşın kan LDL'si 112 mg/dl'den düşük olanlarda ise İKH (kalp krizi) görülme riskinin daha fazla olduğunu bildirilmişlerdir.[117] Aslında LDL kolesterol değerleri nedense her sene yeniden düzenlenmekte ve her sene daha düşük düzeylerin normal olduğu bildirilmektedir. Peki hangisine inanacağız, hangisini kriter olarak alacağız?
- İsveç Karolinska Enstitüsü tarafından da, yüksek kolesterolün damar sertliği denilen 'aterosklerotik' hastalıklara bağlı ölüm oranını artırmadığı bildirilmiştir.[118]
- Shanoff ve arkadaşlarının 1970 yılında yayınladıkları önemli Toronto Çalışması'nın sonuçları da oldukça ilginçtir. Shanoff ve arkadaşları, üniversite hastanesinde kalp krizi geçiren 120 erkek hastayı 10 yıl süreyle izlemişler, düşük kolesterolü olan hastaların, yüksek kolesterolü olan hastalarla eşit oranda kalp krizi geçirdiklerini bildirmişlerdir.[119]
- ABD'ye tüm medikal uygulamaları dikte eden, uluslararası tıp otoritesi olarak kabul edilen ve tanınan Ulusal Kalp Akciğer ve Kan Enstitüsü'nden de (National Heart Lung Blood Institute) oldukça çarpıcı sonuçlar bildirilmiştir. Düşük kolesterolü olan kadınlarda, yüksek kolesterolü olan kadınlara oranla mortalite oranının (ölüm oranı) daha yüksek olduğu gösterilmiştir.[120]
- 1980 yılında, *British Medical Journal*'da (İngiliz Tıp Dergisi) yayınlanmış olan bir bilimsel çalışmada da, kan kolesterolleri düşük, normal ya da yüksek olanların mortalite (ölüm) oranlarının aynı olduğu bildirilmiştir.[121]

---

115 Sukhija R., et al., Effect of statins on fasting plasma glucose in diabetic and nondiabetic patients. *J Invest Med.* 2009; 57: 495-9.

116 Forette B., et al., *Lancet.* 1, 868-70, 1989.

117 Shestov DB., et al., *Circulation.* 88, 846-53, 1993.

118 Böttiger LE., et al., *Acta Med Scand.* 211, 437-42, 1982.

119 Shanoff HM., et al., *Caan Med Ass J.* 103; 927-31, 1970.

120 Jacops D., et al., *Circulation.* 86, 1046-60, 1992.

121 Beaglehole, et al., *BMJ.* 1, 285-7, 1980.

- TOTAL KOLESTEROLÜ (KAN LİPİDLERİ/LİPOPROTEİNLERİ) ÇOK YÜKSEK OLANLAR, HER ŞEYDEN ÖNCE METABOLİK BOZUKLUKLARINI DÜZELTMELİDİRLER. YALNIZ KOLESTEROL İLACI KULLANARAK, HİÇBİR METABOLİK BOZUKLUK DÜZELMEMEKTEDİR. Burada önemli olan bataklığın kurutulmasıdır, sinekleri öldürmeye uğraşmanın hiçbir faydası yoktur.

**Familyal hiperkolesterolemi (familial hypercholestrolemi) denen hastalık nedir?**

Familyal hiperkolesterolemi dediğimiz, kolesterol yüksekliği ile seyreden ve toplumlarda son derece ender olarak görülen genetik bir varyasyon vardır. Familyal hiperkolesterolemi bir toplumda ancak 500/1 oranında görülen genetik bir mutasyondur, genetik bir varyasyondur, hastalık değildir!

Familyal hiperkolesterolemili kişilerde doğuştan, kandaki kolesterolü hücrelerin içine alacak olan LDL/düşük yoğunluklu lipoprotein reseptörleri yoktur, bulunmamaktadır. Her toplumda 500/1 gibi çok az oranda görülen bu kişilerin, bütün vücut hücrelerinde kolesterolü hücre içine alacak LDL bağlantıları inşa edilmemiştir. Bunu aynen bir marangozun, kapılara menteşe koymayı unutmasına benzetebiliriz!

Hücrelerin LDL reseptörlerinin yokluğuna bağlı olarak, kanda dolaşmakta olan kolesterol, hücrelerin içine giremediği ve kullanılamadığı için yüksektir, yüksek kalmaktadır. Bu kişilerde, her hücre yaşayabilmek ve hayatta kalabilmek için kendi kolesterollerini yapar.

**Bu hastalarda görülen yüksek kolesterol, kalp krizi için risk faktörü değil midir?**

Familyal hiperkolestrolemisi olan kişilerin (ki bunlar hasta değildir), doğal besinlerle beslenip sağlıklı bir yaşam biçimi sürdükleri zaman daha uzun süre yaşadıkları bilinmektedir.

Kolesterol vagonuna binenler tarafından sık sık ileri sürülerek örnek olarak kullanılmış olsa da, bu kişilerde yüksek kolesterolün risk faktörü olmadığı birçok bilimsel çalışma ile gösterilmiştir. 1980-1989 yılları arasında, İngiltere Ulusal Bilim Kurulu tarafından, 60-74 yaşlarında olan, familyal kolestrolemili 282 erkek ve 244 kadın izlenmiş, ölüm oranlarında ve kalp krizine bağlı ölümlerde bir artış olmadığı gösterilmiştir. Önemli olan bir nokta ise, bu kişilerde kalp krizinden ölüm oranının yüzde 56 azaldığı bildirilmiş olmasıdır. Bütün hastalıklardan meydana gelen ölüm oranının da yüzde 31 oranında azaldığı bildirilmiştir.[122,123]

Ender bir genetik varyasyon olan bu metabolik bozukluğun, klinikte rastladığımız, genç yaşlarda gelişen 'hiperkolesterolemi' ya da 'hiperlipoproteinemi' olan kişiler ile kesinlikle karıştırılmaması gerekmektedir, nedenleri tamamen farklıdır. Her iki metabolik bozukluğu aynı hastalık belirtisi olarak anlamak ve anlatmak, elmalar ile armutları aynı sepete koyup bir tek meyveymiş gibi kabul etmeye benzemektedir.

### Peki, niçin LDL kolesterole 'kötü kolesterol' deniyor?

Nobel ödülü kazanmış olan iki bilim adamı, Michael Brown ve Joseph Goldstein, familyal hiperkolestrolemisi olan kişilerde görülen damar bozukluklarını LDL kolesterolün yüksekliği sonucu olduğunu düşünmüşlerdir. Daha sonraları bu düşünceye dayanarak, LDL kolesterolü yüksek olan tüm kişiler aynı sınıfa konup LDL kolesterolün damarları tıkayarak kalp krizine neden olduğu görüşü geliştirilmiştir. Bunun sonucunda LDL'nin adı 'kötü kolesterol' olarak anılmaya başlanmıştır.

### Familyal hiperkolesterolemi ile metabolik bozukluk sonucu oluşan aterom plakları arasındaki fark ne?

FAMİLYAL HİPERKOLESTROLEMİSİ OLAN KİŞİLERİN, ANNELERİNİN VE BABALARININ 'CYP27A1' ADLI GENLERİNDE MUTASYON (DEĞİŞİKLİKLER) OLUŞMUŞTUR.[124] Her iki ebeveyndeki bu değişiklik genler ile çocuklarına geçince, familyal hiperkolestrolemi denilen varyasyon ortaya çıkmaktadır. Bu durumun son derece ender görüldüğünü bir kez daha vurgulamak istiyorum! Ülkemizde akraba evliliklerinden doğan çocuklarda daha sık görülür. Dünyada en sık olarak Fas'ta yaşamakta olan Musevi cemaatinde (108 kişiden 1 kişide) görülmektedir.

Familyal hiperkolestrolemisi olan kişilerde LDL reseptörleri bulunmaz demiştik, bu kişilerde genel olarak cilt altlarında sarı renkli olan LDL birikimleri meydana gelmektedir. Sarı renkte olan LDL toparlaklarına, bilimsel olarak

---

122 Scientific Streeting Committee on behalf of the Simone Broome Register Group. Risk of fatal coronary heart disease in familial hypercholestrolemia. *British Medical Journal.* 1991;303: 893-896.

123 Sijbrands EJG., et al., Mortality over two centuries in large pedigree with familial hypercholesterolemia: family tree mortality study. *British Medical Journal.* Apr, 2001; 322:1019-1023.

124 Gallus GN., et al., Clinical and molecular diagnosis of cerbrotendinous xanthomasis with a review of the mutation in the CYP271 gene. *Neuro Sci.* 2006 Jun;27(2): 143-9.

'Xantoma' adı verilir, bunların damarların içinde oluşan aterom plaklarıyla hiçbir alakası yoktur. Xantoma, eski Yunancadan alınmış bir kelimedir ve 'sarı' anlamına gelmektedir.

Xantomalar açılıp mikroskopta incelendikleri zaman, kristalize saf kolesterol birikimi olduğu görülür. Aterom plaklarının içini mikroskopta incelediğimizde ise, son derece komplike yani karmakarışık bir yapı ile karşılaşırız; damarları tıkayan aterom plakları, beyaz kan hücreleri (lökositler), düz kas hücreleri, kalsiyum, bağ dokusu, çeşitli yağ asitleri ve kolesterolden oluşurlar.

Bu noktada dikkatinizi bir kez daha çekmek isterim ki, LDL kolesterol, Xantomayı tek başına oluşturmaktadır ama aterom plaklarını tek başına oluşturmamaktadır! Bu sebeple familyal hiperkolestrolemi ile metabolik bozukluk sonucu organizmada meydana gelen ve damar tıkanıklarının nedeni olarak gösterilen 'aterom plakları' arasında hiçbir benzerlik yoktur.

Ancak, kolesterol vagonuna binmiş olanlar, bilimsellikten uzak bir şekilde sadece kolesterol yüksekliğini bahane ederek, temel nedenlerinin değişik olduğunu görmezlikten gelmekte ve halkımıza her iki metabolik bozukluğu aynıymış gibi anlatmaya devam etmektedirler.

Yetişkin yaşlarda, metabolik bozukluklar sonucu lipit profilinin bozulmasının, familyal hiperkolesterolemi sorunuyla hiçbir ilgisi bulunmamaktadır. Maalesef bugün hekimlerin çoğu, kolesterolü yüksek bulunan hastalara, kolesterol yüksekliklerinin familyal olduğunu söyleyerek işin kolayına kaçmakta, aynı zamanda da halkımızı korkutarak yanlış yollara sürüklemektedir.

FAMİLYAL YA DA AİLESEL KOLESTEROL YÜKSEKLİĞİ TERİMİNİ, METABOLİK BOZUKLUKLAR SONUCU KOLESTEROLÜ YÜKSELEN KİŞİLER İÇİN KULLANMAK TAMAMEN YANILTMACADIR VE YANLIŞ BİR YORUMDUR!

Maalesef bilerek ya da bilmeyerek bu korkular yaratılmakta ve insanlar perişan edilmektedir! Birçok çalışmada, genetik olan, ana rahminde/doğduğu andan itibaren yüksek kan kolesterolü olan kişilerin, 50-60 yaşlarına kadar yaşadıkları gösterilmiştir. Bu kişilerde görülen yüksek kan kolesterolünün ise kalp hastalıkları açısından bir risk oluşturmadığı gösterilmiş ve kanıtlanmıştır.[125,126,127,128,129]

İleri yaşlarda veya ergenlik çağında ortaya çıkan kolesterol yüksekliğinin

---

125 Hill JS., et al., Arteriscler Thromb. 11, 290-7, 1991.
126 Ferrieres et al., *Circulation*. 92, 290-5, 1995.
127 Mietten TA., et al., Arteriosclerosisi 8, 163-7, 1998.
128 Hopkins PN., et al., *Am J Cardiol.* 87, 547-53, 2001.
129 Neil HA., et., *Heart*. 90, 1431-7, 2004.

ise birçok nedeni bulunmaktadır.[130] En önemli neden, yüksek glisemik indeksli yiyeceklerdir (tatlı ve şekerlemeler, gazlı ve şekerli içecekler, unlu ve nişastalı yiyeceklerdir vb).[131] Yiyecek ve içeceklere bağlı olarak karaciğer yağlanması ve insülin direnci gelişen çocuk ve gençlerde görülen kolesterol yüksekliğinin, genetik varyasyona bağlı olan ve familyal hiperkolesterolemi diye adlandırılan hastalıkla hiçbir alakası yoktur.[132]

**Çocuklarda yiyecek ve içeceklere bağlı metabolik bozukluklar sonucu görülen kolesterol yüksekliği tehlikeli mi, bu durumda ilaçlarla kolesterolü düşürmeye çalışmak doğru mu?**

- Çocuklarda görülen kolesterol yüksekliği tehlikeli değildir.
- Çocuklarda görülen kolesterol yüksekliğinin ileri yaşlarda kalp krizine neden olduğu gösterilmemiştir.
- Gelişme ve büyüme çağında olan çocuklarda görülen kolesterol yüksekliği, yeni hücre yapımı için gerekli olduğu için yüksektir.
- Ana rahmindeki bebelerin de bu nedenlerle kolesterolleri yüksektir.
- Ayrıca çocuklarda kan kolesterolünün yüksek olması, ileri yaşlarda da yüksek kalacağının bir göstergesi değildir. Eğer sağlıklı besleniyorlarsa ve ergenlik çağından sonra da buna devam ederlerse kolesterolleri düşmeye başlamaktadır.
- BU NEDENLERLE GENÇLERİMİZDE KOLESTEROL DÜŞÜRÜCÜ İLAÇ KULLANMAK DOĞRU DEĞİLDİR, ONLARIN GELİŞMELERİNİ VE BÜYÜMELERİNİ ÖNLEDİĞİ İÇİN SON DERECE ZARARLIDIR.[133]

**Çocukların ve gençlerin neden erken yaşlarda karaciğerleri yağlanıyor?**

Anne babalar, çocuk bakıcıları, öğretmenler ya da büyükanne ve büyükbabalar, şekerli ve kolalı içecekleri, tatlı ve şekerlemeleri ve kek, pasta, börek gibi hamur işlerini çocukların yanında sıkça tüketiyorlarsa, doğal olarak çocuklar da onu görüp isteyeceklerdir. Bundan 'doğal' ne olabilir ki? Ama bunun bedeli

---

130 Khourly M., et al., Role of Waist Measurments in Charracterizing the Lipid and Blood Pressure Assesment of Adolecents Classified by Body Mass Index. *Arch Prdiatr Adolesc Med.* (2012), DOI: 10.1001/archpediatrics.2012.126.

131 Vos MB., et al., Dietary Fructose Consumption Among US Chidren and Adults; The Third National Health and Nutrition Examination Survey. *Medscape J. Med.* 10, (2008):160.

132 Lairon D., et al., Digestable and Indigestable Carbohydrates: Interaction with Postprandial Lipid Metabolism. *J Nutr Biochem.* 18 (2007):217-127.

133 Ravinskov U. Prevention of atherosclerosis in children. *The Lancet.* 355,69, 2000.

olarak hem büyüklerin hem de küçüklerin trigliseridleri yükselecektir.[134,135]

KARACİĞERİNİN YAĞLANMASI/GÖBEKLENMELERİNİN EN ÖNEMLİ SEBEPLERİNİN BAŞINDA, KANA HIZLA KARIŞAN VE KAN ŞEKERİNİ ANİDEN YÜKSELTEN, GAZLI VE ŞEKERLİ İÇECEKLER, DONDURMALAR GİBİ SIVI ŞEKERLER GELMEKTEDİR. Karaciğerlerinin yağlanması ve trigliseridlerin yükselmesi, çocuklarımızda ve gençlerimizde kolesterol yükselmesinin en önemli sebebidir!

*Karatay Diyeti, Karatay Diyeti'yle Yaşam Boyu Sağlık, Karatay Mutfağı* ve *Karatay Diyeti'yle Obezite ve Diyabete Çözüm Var* adlı kitaplarımda, bilimsel referanslar ile birlikte açıklamış olduğum gibi, konjenital olanının dışındaki kolesterol yüksekliği genetik değildir, önlenebilir, 'sağlıklı beslenme ve yaşam biçimi' ile ve yüksekliğin temelindeki hastalık tedavi edilerek kolesterol dengelenebilir.

Familyal hiperkolestrolemi dışında, çeşitli metabolik ve hormonal bozukluklar sonucu aynı aile içinde yüksek kolesterol görülmesinin tek nedeni, aynı aile içinde alışılmış olan ve devam eden sağlıksız beslenme ve bozuk yaşam biçimidir.[136]

HORMONAL DENGESİZLİKLER SONUCU GELİŞMİŞ OLAN METABOLİZMA BOZUKLUKLARINA TIP DİLİNDE 'DİSMETABOLİK HASTALIKLAR' DENİR. İLAÇLARLA DÜZELTİLEMEZ, ANCAK SAĞLIKLI YAŞAM VE BESLENME BİÇİMİ DEĞİŞİKLİKLERİ İLE DÜZELTİLEBİLİR.

Çocuklara ne verirsek, onları nasıl beslersek ve onlara ne şekilde örnek olursak, çocuklar odur! O şekilde büyüyüp, gördükleri gibi yaşayacaklardır. Önemli bir atasözümüz *"Armut dibine düşer"* der, unutmayalım!

**Kolesterole değil, temelindeki hastalıklara bak diyorsunuz...**

Evet, kolesterolün birçok faydası vardır ve yararları birçok bilimsel araştırma ile gösterilmiş, kanıtlanmıştır. Kronik/dejeneratif hastalıkların nedeninin yüksek glisemik indeksli yiyecekler (gazlı ve şekerli içecekler, tatlı ve şekerlemeler, kek, pasta ve börek gibi unlu/nişastalı hamur işleri vb) olduğu artık biliniyor. Bu konuda tarih öncesi dönemden beri binlerce bilimsel yayın yapılmış ve birçok kitap yayınlanmıştır. Bu alanda *Karatay Diyeti, Karatay Diyeti'yle Yaşam Boyu Sağlık, Karatay Mutfağı* ve *Karatay Diyeti'yle Obezite ve Diyabete*

134 Maersk et al., Sucrose Sweetened Beverages Increase Fat Storage in the Liver, Muscle, Visceral Fat Depot: A 6-Mo Randomized Intervention Study. *Am J Clin Nutr.* 95(2102): 283-89.
135 Pollack NK., et al., Geater Fructose Consumption Is Associarüted with Cardiometabolic Risk Markers and Visceral Adiposity in Adolescents. *J Nutr.* 142(2012):251-57.
136 Johnson RK., et al., Dietary Sugars Intake and Cardiovascular Health: A Scientific Statement from the American Herat Association. *Circulation.* 120 (2009): 1011-20.

*Çözüm Var* adlı kitaplarımda da 300'e yakın bilimsel referans ve kaynak kitap adı verilmiştir.

Önemli bir kardiyoloji dergisi olan *American Journal of Cardioloji*'de,1989 yılında yayınlanmış olan meşhur Framingham çalışmasının bazı bölümlerindeki sonuçlarını, nedense bazı kimseler kaynak olarak görmemekte ve göz ardı etmektedir. Peki, neden bu kadar prestijli bir kardiyoloji dergisinde yayınlanan ve çok önemli bir araştırma olarak ileri sürülmekte olan Framinham çalışmasının o bölümleri senelerden beri sümen altı edilmektedir? Bütün kardiyologların titizlikle kaynak gösterdiği Fragminham çalışmasında, kan kolesterolü 1mg/dl düşen kişilerin koroner arter hastalığı ve total mortalite oranlarının yüzde 11 artmakta olduğu bildirilmiştir. Ayrıca, kalp krizine bağlı ölümlerin de arttığı bildirilmiştir![137]

**Hocam bildiğimiz kadarıyla hekimlerin kullanmakta olduğu kılavuzlar, sizin bu açıkladıklarınıza ters düşüyor, neden?**

Hekimlerin kullanması gerekliymiş gibi ileri sürülen kılavuzların ilaç firmaları tarafından hazırlatıldığı bilinmektedir. Mesela 2004 yılında, Amerikan Kalp Derneği tarafından, bir komiteye yetişkinler için 'kolesterol tedavisi' kılavuzu hazırlatılmıştır ve daha sonra bu kılavuzu hazırlayan saygın hekim otoritelerinin, ilaç firmalarıyla finansal bağlantı ve ilişkileri bulunduğu yine Amerikan Kalp Derneği tarafından açıklanmıştır.

ABD kurallarına göre, firmaların bu gibi finansal ilişki ve bağlantıları bildirmeleri zorunludur. Çünkü bildirmedikleri ortaya çıkınca, oldukça yüklü cezalar ödemeleri gerekmektedir. Bu isimlerin kimler olduğu, hangi firmalarla ilişkili oldukları Liste-1'de görülmektedir.

**Hocam, basında yer alan konuşmalarda sık sık hekimlerin "kılavuz kılavuz" dediklerini duyuyoruz. Hasta tedavisi için düzenlenmiş olan kılavuzlar ne anlama geliyor?**

Kılavuzun lügat anlamı, yol gösteren demektir. Ancak medikal uygulamalar için düzenlenmiş olan kılavuzlar daha başka amaçlarla hazırlanmaktadır.

İleri sürülenin aksine, bu kılavuzlar ABD'de özellikle hekimleri korumak için hazırlanırlar, sandığımız gibi hastalar için hazırlanmaz. ABD'de hekimlik, pasif hekimliktir yani hastaları iyileştirme, hastaları düzeltme amacı ikinci

137 Castelli WP., et al., *Am J Cardiol. 63, 12H-19H,1989.*

plandadır. Hekimler, herhangi bir şikâyet ve hukuki yargılama durumunda, bu kılavuzlar içinde hareket ettiklerini belirtikleri ya da ispat ettikleri zaman, savcı ve hâkimler tarafından suçlanamıyorlar. Böylece yüksek miktarda tazminat ödemekten kurtuluyorlar.

Biliyorsunuz, ABD'de 'mal-practice' yani 'yanlış' ya da 'kötü' hekimlik diyeceğimiz olaylarla hekimlerin suçlanması ve yüksek miktarda tazminat talep edilmesi büyük bir sektör halindedir. Bu amaca yönelik hekim ve hastaneleri suçlamak ve tazminat alabilmek için özel avukatlar yetişmiş, özel avukatlık büroları açılmıştır. Yalnız bu yolla, medikal hataları ispatlayarak geçimini sağlayan avukatlar yüksek miktarda para kazanmaktadır.

İşte hekimleri ve sağlık kuruluşlarını bu davalarda koruma amacıyla, tıp dernekleri, uzmanlarına kılavuzlar hazırlatırlar. Bu kılavuzlar hasta bakımı ya da hasta tedavi amaçlı değildir.

Ülkemizde maalesef çok önemli belgelermiş gibi ileri sürülmektedir. Katılmış olduğum kardiyoloji uzmanlık imtihan jürilerinde, kılavuzların maddeleri adaylara sorulmakta ve ezberlenmiş olarak, teker teker aynı sekilde sıralamaları istenmektedir. Kılavuzların hiçbiri medikal bilgi kaynağı değildir ve olmamalıdır!

İlaçlarla ilgili olan kılavuzlar hazırlanıyorken de, tabii ki ilaç firmalarının desteği alınmaktadır. Amerikan Kalp Derneği'nin, kolesterol ve kan yağları konularında hazırlatmış olduğu ve daha sonra tespit edip bildirdikleri, kılavuzu hazırlayan hekimlerin finans bilgileri ve ilaç firmalarıyla ilişkileri orijinal şekli ile Liste-1'de yer alıyor. 2004 yılında, kolesterol tedavisi kılavuzunu hazırlayan 9 kişiden, yalnız bir tanesinin firmalarla finansal ilişkisi bulunmamaktadır. Geri kalan 8 hekimin ise, birçok firmayla bağlantıları ve firmalardan aldıkları yardımların ve desteklerin miktarları gösterilmiştir (Liste-1).

**'ATP III Update 2004: Financial Disclosure'**

1. **Dr. Grundy** has received honoraria from Merck, Pfizer, Sankyo, Bayer, Merck/Schering-Plough, Kos, Abbott, Bristol-Myers Squibb, and AstraZeneca; he has received research grants from Merck, Abbott, and Glaxo Smith Kline. Dr. Grundy.
2. **Dr. Cleeman has no financial relationships to disclose.**
3. **Dr. Bairey Merz** has received lecture honoraria from Pfizer, Merck, and Kos; she has served as a consultant for Pfizer, Bayer, and EHC (Merck); she has received unrestricted institutional grants for Continuing Medical Education from Pfizer, Procter & Gamble, Novartis, Wyeth, AstraZeneca, and Bristol-Myers Squibb Medical Imaging; she has received a

research grant from Merck; she has stock in Boston Scientific, IVAX, Eli Lilly, Medtronic, Johnson & Johnson, SCIPIE Insurance, ATS Medical, and Biosite.

4. **Dr. Brewer** has received honoraria from AstraZeneca, Pfizer, Lipid Sciences, Merck, Merck/Schering-Plough, Fournier, Tularik, Esperion, and Novartis; he has served as a consultant for AstraZeneca, Pfizer, Lipid Sciences, Merck, Merck/Schering-Plough, Fournier, Tularik, Sankyo, and Novartis.
5. **Dr. Clark** has received honoraria for educational presentations from Abbott, AstraZeneca, Bristol-Myers Squibb, Merck, and Pfizer; he has received grant/research support from Abbott, AstraZeneca, Bristol-Myers Squibb, Merck, and Pfizer.
6. **Dr. Hunninghake** has received honoraria for consulting and speakers bureau from AstraZeneca, Merck, Merck/Schering-Plough, and Pfizer, and for consulting from Kos; he has received research grants from AstraZeneca, Bristol-Myers Squibb, Kos, Merck, Merck/Schering-Plough, Novartis, and Pfizer.
7. **Dr. Pasternak** has served as a speaker for Pfizer, Merck, Merck/Schering-Plough, Takeda, Kos, BMS-Sanofi, and Novartis; he has served as a consultant for Merck, Merck/Schering-Plough, Sanofi, Pfizer Health Solutions, Johnson & Johnson-Merck, and AstraZeneca.
8. **Dr. Smith** has received institutional research support from Merck; he has stock in Medtronic and Johnson & Johnson.
9. **Dr. Stone** has received honoraria for educational lectures from Abbott, AstraZeneca, Bristol-Myers Squibb, Kos, Merck, Merck/Schering-Plough, Novartis, Pfizer, Reliant, and Sankyo; he has served as a consultant for Abbott, Merck, Merck/Schering-Plough, Pfizer, and Reliant.

**Liste-1**

**2004 yılında 'yetişkinler için kolesterol tedavisi' konusunda kılavuzu hazırlayan hekimlerin finans bilgileri ve ilaç firmalarıyla ilişkileri (Kaynak: Amerikan Kalp Derneği, orijinal metin)**

Kılavuzların kimler tarafından hazırlandığı bildirildikten sonra, 28 Şubat 2012 tarihinde Amerikan Gıda ve İlaç Kurumu yani meşhur FDA, kolesterol ilaçlarının yan etkilerinin ilaç kutularına yazılmasını zorunlu kılmıştır. Bunun orijinal belgesi de Liste-2'de yer almaktadır.

## Safety Alerts Cite Cholesterol Drugs' Side Effects

By GARDINER HARRIS
Published: February 28, 2012

**February 28, 2012 – FDA Warning on Statin Side Effects**

Federal health officials on Tuesday added new safety alerts to the prescribing information for statins, the cholesterol-reducing medications that are among the most widely prescribed drugs in the world, citing rare risks of memory loss, diabetes and muscle pain.

It is the first time that the Food and Drug Administration has officially linked statin use with cognitive problems like forgetfulness and confusion, although some patients have reported such problems for years. Among the drugs affected are huge sellers like Lipitor, Zocor, Crestor and Vytorin.

**Liste-2:**
**Kolesterol ilaçlarının yan etkisinin ilaç kutularına yazılmasını zorunlu kılan FDA kararı.**
**(Kaynak: 28 Şubat 2012 tarihli FDA kararının orijinal metni)**

**KURTULUŞ REÇETESİ-8**

# İNSÜLİNİ ZIPLATACAK GIDALARDAN UZAK DUR!

Ailede gördüğün yüksek kalorili yiyeceklerle beslenmeye devam ederek genetik denen her hastalığı 'genetik' sanma! 21. yüzyılda fazla şekerli beslenmeyle artan hastalıkları tanı, önleme ve iyileşme yolunu anla, uygula, sağlıklı yaşa...

*İnsülin yüksekliğini görmeden gelenlere duyurulur...*

**SORU:**
**'Çağdaş Batı Uygarlığı' hastalıkları nelerdir?**

**CEVAP:**

21. yüzyılda ortaya çıkan ve giderek artan, bütün toplumların sağlığını tehdit eden ve hükümetlerin bütçelerinde kocaman bir kara delik açan hastalıkları 10 grup halinde sıralayabiliriz:

1. Başta kalp hastalıkları olmak üzere, yüksek tansiyon, obezite, gizli ve aşikâr şeker hastalığı (Tip-2 diyabet), metabolik sendrom
2. Karaciğer ve pankreas yağlanması
3. Cinsel gelişme bozuklukları, kısırlık, erken âdet görme ya da âdet görememe, polikistik over sendromu, fibrokistik meme, fibroid rahim hastalığı, fibromiyosit, erken menopoz
4. Hipertiroidi, hipotiroidi, tiroit nodülleri gibi hastalıklar[138,139]
5. Diş bozuklukları, diş çürümeleri

---

138 Samual VT., Fructose Induced Lipogenesis: From Sugar to Fat to Insulin Resistance. *Trends Endocrinol.* Metab. 22(2011):60-65.

139 Lustig RH., Fructose: Metabolic, Hedonic, and Societal Parallels with Ethanol. *J Am Diet Assoc.* 110(2010):1307-21.

6. Depresyon, erken bunama, çağımızın vebası da denilen beynin Tip-3 şeker hastalığı olarak da kabul edilen Alzheimer hastalığı
7. Çocuklarda görülen davranış bozuklukları, saldırganlık, dikkat dağınıklıkları[140]
8. Cilt hastalıkları, egzama, sedef, saç dökülmesi, tırnaklarda görülen bozukluklar
9. Hazımsızlık, mide ülseri, reflü, ülseratif kolit, kabızlık ve Chron hastalığı gibi mide bağırsak hastalıkları[141]
10. Gut hastalığı

Bu hastalıkların hepsi önlenebilen, iyileşebilir hastalıklardır.[142] Genetik değildir, önlemek yalnız ve yalnız kendi elimizdedir!

Uygarlıkla son yıllarda ortaya çıkan ve giderek halk sağlığını ciddi bir düzeyde bozan, tehdit eden çağımızın hastalıklarının nedenlerini daha iyi bir şekilde açıklayabilmek ve anlatabilmek için, önce kısa da olsa basit bir şekilde bazı biyokimyasal bilgilere göz atmamızda yarar vardır düşüncesindeyim.

HÜCRESEL/HİSTO/BİYOKİMYASAL/HORMONAL/ENZİMATİK BOZUKLUKLAR HASTALIKLARIN TEMEL NEDENİ OLARAK KABUL EDİLMEKTEDİR. BU GİBİ BOZUKLUKLARI SAPTAYIP DÜZELTMEK İLE ASIL AMACIMIZ, BATAKLIĞI KURUTARAK, HASTALIKLARIN ÖNÜNÜ ALMAKTIR.

BİR HEKİM OLARAK, ASIL AMACIMIZ SİNEKLERİ ÖLDÜRMEYE ÇALIŞMAK DEĞİL, BİNLERCE SİNEK ÜRETEN BATAKLIĞI KURUTMAK OLMALIDIR!

**Peki, nedir bu hastalık bataklığını canlı tutan etken?**

Kısaca ve açıkça söylemek gerekir ki, karbonhidratların seneler boyunca yavaş yavaş artarak tüketilmesi, yani herkes tarafından bilerek ya da bilmeyerek aşırı bir şekilde tüketilmesi, organizmanın tüm hormonal dengelerini alt üst etmektedir.

Yapılan araştırmalar, günümüzde ergenlik çağında bulunan çocukların, 1975 yılındaki ergenlik çağındaki çocuklardan iki misli daha fazla insülin hor-

140 Suglia SF., et al., Soft Drinks Consumption Is Associated with Behavior Problems in 5-Year Olds. *The Journal of Pediatrics.* 24 July 2013:
141 Allan CB., et al., *Life Without Bread.* How Low-Carbohydrate diet Can Save Your Life. McGraw-Hill Publisher. Two Pen Plaza, New York, NY 10121-2298, 2000, USA.
142 Davis W., *Wheat Belly.* Lose the Wheat, Lose Weight, and Find Your Path Back to Health. Rodale Books. Rodale, Inc., 733 Third Avenue, New York, NY 10017, 2011, USA.

monu ürettiklerini göstermiştir.[143]

**İnsülin hormonunun fazla salgılanması vücudumuzu ve sağlığımızı nasıl etkiliyor?**

İnsülin hormonunun fazla salgılanmasının vücudumuza etkisini anlayabilmek için önce hormonların işleyişini anlamak gerekiyor!

Hormonlar, organizmada üretilen, organlara giderek onlara ne zaman, nasıl ve ne kadar süre çalışacaklarını ileten ve düzenleyen haberciler olarak kabul edilebilir. Diğer bir deyişle, normal şartlarda vücudumuzun düzenli ve dengeli bir şekilde çalışmasını sağlayan, hormonlarımızdır.

Hormonların postacılar gibi mesajları iletmelerinin yanı sıra önemli birçok fonksiyonları bulunmaktadır. Örnek verecek olursak, ergenlik çağında salgılanmaya başlayan 'seks' hormonlarının, çocuklarda boy uzaması, kızlarda âdet başlaması, erkeklerde sesin kalınlaşması gibi hayati görevleri bulunmaktadır. Hamile kalıp kalmamak, dokuz ay on gün süren gebelik süresinde doğum ve emzirme gibi hayatı idame ettirecek önemli görevler de seks hormonları sayesinde devam ettirilmektedir. Ayrıca tiroit hormonları, stres hormonları ve beyinden salgılanan daha birçok hormonu da bu kapsamda saymak mümkündür.

Burada insülin hormonunun, yüksek glisemik indeksli yiyeceklere (gazlı ve şekerli içecekler, tatlı ve şekerlemeler, kek, pasta, börek gibi hamur işleri, cipsler ve kızartmalar, fast food türü pizza, tost ve hamburger gibi yiyecekler vb) nasıl tepki verdiğini ve sağlığımızı nasıl etkilediğini açıklamak istiyorum.

Bu açıklama aynı zamanda "Canan Karatay neden sürekli olarak rafine karbonhidrat ve sıvı şeker tüketimini kısıtlamakta ya da bazı kişilerde tamamen yasaklamakta?" sorusunun da cevabı olacaktır.

Herhangi bir karbonhidrat yediğimiz ya da doğal veya yapay şeker içeren (hazır veya taze sıkılmış meyve suyu, gazlı içecek, şeker eklenmiş çay, kahve vb) bir içecek içtiğimiz zaman, vücudumuzda hemen insülin salgılanmaktadır. Diğer bir deyişle, ANCAK VE ANCAK ŞEKERLİ YİYECEK VE İÇECEKELER VE DİĞER GLİSEMİK İNDEKSİ YÜKSEK KARBONHİDRATLAR, DİREKT OLARAK EN ÖNEMLİ HORMONLARDAN BİRİ OLAN İNSÜLİNİ SALGILATMAKTADIR. Hayati önemi olan bu nokta maalesef göz ardı edilmektedir. Neler yediğimize bakılmamakta, hâlâ ne kadar kalori aldığımızın hesabı yapılmaktadır. Oysa insan vücudu, organlara ulaşan ve işlenip kullanılacak olan yiyeceğin kalorisine değil, cinsine, kalite-

143 Rosenblomm AL., et al., Age-Adusted Analysisi of Insulin Responses During Normal and Abnormal Glucose Tolerance Tests in Children and Adolelescents. *Diabetes*. 24 (1975):820*28.

sine bakıyor! Hormonları ona göre tepki verip salgılanıyor!

Önceki bölümlerde anlatmış olduğumuz protein ve yağlar ve diğer glisemik indeksi düşük yiyecekler tüketildiğinde, örneğin insülin salgılanması ya az ya da hiç olduğu için daha değişik bir şekilde reaksiyon vermektedir.[144] Mesela glisemik indeksi sıfır olan sağlıklı bir proteinle birlikte sağlıklı bir yağ yendiği zaman, vücutta insülin salgılanmaz.

Önemle anlamamız gereken nokta, yediklerimizin ne kadar kalori sağladığı (vücuda ne kadar enerji sağladığı) değildir. Asıl önemli olan nokta, herhangi bir yiyecek vücudumuza girdiği zaman, onun vücutta nasıl metabolize olduğu, organlarımızı nasıl etkilediğidir. "Vücudumuz o besini nasıl kullanıyor? O besin vücudumuzda hangi enzim ve hormonlara iyi ya da kötü etki ediyor? Kısaca, gıdalarımız hormonlarımıza nasıl etki yapıyor?" Bu bilgileri edinmemiz önemlidir, sadece kalori hesabı yapılması değil!

***Yiyeceklerin cinsine göre, vücudun kanda şeker ve insülin salgılama durumunu şöyle özetleyebiliriz:***

- Glisemik indeksi yüksek karbonhidratlar (şekerli ve kolalı içecekler, tatlı ve şekerlemeler, kek, pasta ve börek gibi unlu/nişastalı hamur işleri vb) vücudumuza girer girmez, kan şekerimiz aniden yükselir, birdenbire ve 'aşırı' miktarda 'insülin' salgılanmaya başlar.
- Glisemik indeksi düşük karbonhidratlar (ceviz, badem, fındık, fıstık gibi çiğ kuruyemişler, mercimek, fasulye gibi bakliyatlar, bulgur ve tam buğday (kendisi unu değil!), şeker oranı düşük bütün lifli meyveler, mevsimsel doğal sebzeler vb) vücuda girince, kan şekeri yavaş yavaş yükselir ve 'az/dengeli' miktarda 'insülin' salgılanır.
- Sağlıklı proteinler vücuda girince, kan şekeri 'çok yavaş' yükselir ve 'çok az' miktarda 'insülin' salgılanır.
- Sağlıklı yağları yediğimizde ise, kan şekerimiz yükselmez ve 'hiç' insülin salgılanmaz!

**İnsülin hormonu ile yüksek glisemik indeksli karbonhidrat ilişkisini biraz daha açar mısınız?**

Basit ya da kompleks karbonhidrat yediğimiz anda, pankreasımızın beta hücrelerinden insülin salgıladığını, 1922 yılında Banting ve Best adında iki

144 Liese AD., et al., Dietary Glycemic Index and Glycemic Load, Carbohydrate and Fiber Intake, and Measures of Insulin Sensitivity, Secretion, and Adiposity in the Insulinn Resistance Atherosclerosis Study. *Diab Care*. 28(2005):2832-38.

fizyolog bulmuşlardır. Önceki kitaplarımda da anlatmış olduğum üzere, insülinin organizmada iki önemli işlevi bulunmaktadır.

İnsülin hormonunun birinci görevi, kan şekeri olan kan glikozunun hücrelerimizin içine girmesini sağlayarak, hücrelerimize enerji vermesi ve aynı zamanda kan şekerimizi düşürmesidir.

Kan glikozu, hem basit hem de kompleks şekerlerin vücudumuzda yıkılması sonucu meydana gelen 'en basit' şekerdir. Hücrelerimiz işte bu basit şekeri (bir tek formüllü olan glikozu) enerji olarak kullanabilmektedir! Karbonhidrat ve şekerlerin hangi türlüsünü yersek yiyelim, ağız, mide ve bağırsaklarımızda basit olan ufak glikoz molekülüne indirgenir ve bu şekilde bağırsaklardan emilerek kana geçebilir. Ancak eğer yediğimiz karbonhidrat yüksek glisemik indeksli ile bu işlem çok hızlı, düşük glisemik indeksli ise daha yavaş olur. Laboratuarlarda ölçülen kan şekerimiz, işte bu basit şekerdir. Eğer ufak ve tek bir molekül olan glikoz, toksik düzeyde ise, yine hücrelerimizin içine girebilmekte ve kabul edilebilmektedir. İşte bu risk faktörü olmaktadır!

İnsülin hormonunun ikinci görevi, hücrelere çeşitli nedenlerle giremeyip dolaşımda yüksek olarak dolaşmakta olan basit glikoz molekülünü, karaciğerde glikojen ve yağ hücrelerinde, yağ (trigliserid) olarak depo etmesidir.

İnsülinin, açıklamış olduğumuz her iki görevinde de amaç, bütün dokularımıza ve vücuttaki hücrelerimize toksik (zehir) etkisi olan, kanımızda sürekli olarak dolaşmakta olan ve kullanamayan fazla şekeri (basit glikoz molekülünü) bir an önce dolaşımdan uzaklaştırılarak, organizmayı şekerin toksik etkilerinden korumaktır. İşte insülinin sürekli ve aşırı miktarda salgılanmasının nedeni de budur. İNSÜLİN HORMONU, VÜCUDUMUZDA BULUNAN HER BİR HÜCREMİZİ, KAN ŞEKERİNİN TOKSİK ETKİSİNDEN KORUMAKTADIR.

**Kıssadan hisse:**

İnsülin hormonunun, vücudumuzda bulunan her bir hücreyi kan şekerinin toksik etkilerinden korumaya çalışmasının sonunda, kan yağlarımızdan trigliseridler (depo yağları) arttığı için kilolarımız da artmaktadır.

Ayrıca, normal şartlarda glükagon ve leptin hormonları da insülin ile bir arada senkronize ve uyum içinde çalışırlar. Glükagon, karaciğerimizde depo edilmiş olan kısıtlı miktardaki depo glikojeni, leptin ise yağ hücrelerimizin içinde depo edilmiş olan yağların (trigliseridlerin) ufak ve basit glikoz molekülüne dönüşmesini sağlayarak, vücudumuza sürekli enerji sağlayan son derece önemli iki hormondur.[145]

---

145 Bouret SG., et al., Trophic Action of Leptin on Hypothalamic Neurons That Regulate Feeding. *Science.* 304 (2004):108-10.

Bu üç hormon sürekli interaktif bir şekilde iletişim içindedirler ve organizmamızda dengeli bir şekilde çalışarak, yağların depo edilmesini ya da yıkılmasını (yakılmasını) sağlarlar.

Örnek verecek olursak, yağlar depo edilmeye başladığı zaman, insülin faal durumdayken kilo alırız, bu sürece 'anabolik' süreç denilmektedir. Kilo veremememizin sebebi, vücudumuzda glükagon ve leptin hormonlarının yeterli ve etkili bir şekilde salgılanmamasıdır. Bu durumda bütün hücrelerimizde bulunan glükagon ve leptin reseptörleri sağır gibi olmuş, bu hormonların mesajlarını duyamıyor hale gelmiştir!

Bu nedenlerle, mesajı alamayan hücrelerimiz, aynı zamanda yediklerimizle sağladığımız enerjiyi kullanamıyor ve enerjisiz kalıyor! Enerjiyi layıkıyla kullanamayan hücreler sürekli enerji/kalori ihtiyacında olduklarından, açlık hissi ile kıvranıyorlar ve sürekli tatlı, ekmek, şeker gibi yüksek glisemik indeksli karbonhidrat (kan şekerini aniden yükselten) yiyecekleri yeme isteği başlamış oluyor! Bu da meşhur kısır döngüyü beslemiş oluyor...

Sürekli yüksek glisemik indeksli karbonhidratlar (gazlı ve şekerli içecekler, tatlı ve şekerlemeler, kek, pasta ve börek gibi unlu/nişastalı hamur işleri vb) tüketildiği zaman da, kan şekeri aniden hızlı bir şekilde çok yükseliyor, yüksek kalıyor ve hücreler yüksek kan şekerinden faydalanamıyorlar.

İŞTE İNSÜLİN DİRENCİ VE YETİŞKİN ŞEKER HASTALIĞININ KISA OLARAK AÇIKLANMASI BU KADAR BASİTTİR VE BU HASTALIĞI ÖNLEMEK KENDİ ELİMİZDEDİR.

Eğer hipoglisemi, insülin direnci ve Tip-2 diyabet gelişmişse, bu hastalara ne dersek diyelim, ne yaparsak yapalım yemeden duramazlar, maalesef 'iradelerine hâkim olmaları' çok zordur! Onları bu nedenle suçlamamız hiçbir zaman doğru değildir. BOZULMUŞ OLAN HORMONLAR VE METABOLİZMA DÜZELTİLMEDEN, BEYİNDEKİ AÇLIK VE TOKLUK MERKEZİ HEP "YEMEK YE Kİ, VÜCUDA ENERJİ/KALORİ TEMİN EDİLSİN" EMRİNİ GÖNDERMEYE DEVAM EDECEKTİR. BU ŞEKİLDE METABOLİZMALARI VE HORMONAL DENGELERİ ALT ÜST OLMUŞ VE BOZULMUŞ OLAN KİŞİLERİN SÜREKLİ TATLI YEMEYE İHTİYAÇLARI VARDIR, KENDİLERİNİ FRENLEYEMEZLER. BUNUN EN GÜZEL GÖSTERGESİ DE "İRADEME HÂKİM OLAMIYORUM" İFADESİDİR.

### Neden, glükagon ve leptin hormonları etkilerini gösteremiyor?

Bu sorunun cevabını verebilmek için metabolizmamızın işleyişini kısaca ve basit bir şekilde açıklamamız gerekiyor. METABOLİZMA, YENİ DOKU VE

HÜCRELERİN YAPILMASI, ESKİMİŞ OLAN DOKU VE HÜCRELERİN YIKILMASI SÜRECİNİ TANIMLAYAN, HER İKİ OLAYIN DENGESİNİ SAĞLAMAK AMACIYLA SÜREKLİ GÖSTERİLEN UĞRAŞLARIN TÜMÜNÜ AÇIKLAYAN BİR TANIMLAMADIR.

Metabolizma, organlarımızda, dokularımızda, bütün hücrelerimizin içinde ve dışında yaşamın devam etmesi için gereken tüm olayların hepsini içine alır. Basit örnekler verecek olursak, sürekli bir şekilde tırnaklarımızın, saçımızın, sakalımızın uzaması ya da yağlarımızın depo edilmesi ve yıkılması (yakılması) metabolik olaylardır. Aslında genel olarak, hayatta kalmamızı sağlayan, biyokimyasal ve histo-biyokimyasal reaksiyonların tümünü kapsayan bir terimdir.

**Yeni doku ve hücrelerin yapılması ve eskimiş olan doku ve hücrelerin yıkılması ne demek?**

DOĞAL OLARAK, HER İNSANDA SÜREKLİ BİR ŞEKİLDE, 3 AYDA BİR ESKİMİŞ OLAN HÜCRELER YIKILIR VE ONLARIN YERİNE YENİ HÜCRELER YAPILIR. YENİ HÜCRELERİN YAPIMINA 'ANABOLİZMA', ESKİMİŞ HÜCRELERİN YIKILMASINA DA 'KATABOLİZMA' DENİR.

Anabolizma ya da anabolik olaylar, bütün organizmalarda sürekli bir şekilde meydan gelmektedir. Bir vücutta, yeni ve sağlam moleküllerin, dokuların ve organların yapımı ve gelişmesi anabolik olayların sonucudur. Mesela bir yaranın veya ameliyat yerinin iyileşmesi 'anabolik' bir olaydır. Kırılmış kemiklerin, yırtılmış menüsküslerin yapımı da anabolik olaylardır.

Katabolizma ya da katabolik olaylar ise, büyük moleküllerin basit küçük moleküllere dönüştürülmesidir (büyük moleküller, minik tek hücrelere indirgenirler, yıkılırlar). Bu olaya en çarpıcı örnek, depo edilmiş olan yağların (trigliseridlerin), katabolik metabolizma sonucu basit yağ moleküllerine dönüştürülüp hücrelerde enerji olarak kullanılmasıdır. Diğer bir deyişle kilo vermek, bilimsel olarak katabolik metabolik sürecin devrede olmasını bize göstermektedir.

Normal şartlarda, doğal ve fizyolojik durumlarda anabolizma ve katabolizma olayları ya da hareketleri sürekli olarak denge içindedirler. Organizmalar, işte bu kadar önemli ve hassas dengeyi sağlamak amacıyla sürekli çaba harcarlar, bütün hormonlarımız ve enzimlerimiz bu hassas dengenin bozulmaması için sürekli çalışırlar.

**Hangi hormonlar anaboliktir?**

Birçok anabolik ve katabolik hormon vardır. EN ÖNEMLİ ANABOLİK

HORMON, ÇOK YAKINDAN TANIDIĞIMIZ İNSÜLİNDİR. İnsülinin anabolik etkisi sonucu, küçük bir molekül olan glikoz (şeker molekülü), büyük bir molekül haline dönüşür. Bu büyük molekül, kan yağları diye de bildiğimiz trigliseridlerdir. Trigliseridler, kanımızda yükselerek dolaştığı gibi, yağ hücreleri içinde de depo edilebilirler. Şişmanlarda meydana gelen yağ artışı (iç organların yağlanması vb durumlar), basit kan şekerinin, insülin hormonu etkisiyle trigliseridlere dönüşmesi ve trigliserid olarak yağ hücreleri içinde depo edilmesindendir.

VÜCUTTAKİ KİLO ARTIŞI ANABOLİK OLAYIN AŞIRI DÜZEYDE OLDUĞUNU BİZE GÖSTERMEKTEDİR. Bu durumda katabolizma son derece yavaşlamıştır, yağların (trigliseridlerin) yıkılarak küçük moleküller haline dönüştürülmesi ve vücuda enerji sağlaması imkânsızlaşmıştır. Hormonal dengeler alt üst olmuştur!

**Katabolik hormonlar hangileridir?**

EN ÖNEMLİ KATABOLİK HORMONLAR, GLÜKAGON VE LEPTİNDİR.

Trigliseridler gibi büyük moleküllerin yıkılarak, basit küçük 'glikoz' moleküllerine dönüştürülmesini ve hücreler tarafından enerji olarak kullanılmasını sağlarlar.

Glükagon hormonu karaciğerde depo edilmiş olan kısıtlı ve az miktarda bulunan glikojeni yıkarak küçük moleküller haline dönüştürür ve kısa bir süre için enerji (kalori) olarak kullanılmasını sağlar. Bir süre sonra da, leptin hormonu yağ hücreleri içine depo edilmiş olan trigliseridleri basit ve küçük moleküllere dönüştürerek, enerji olarak kullanılmasını sağlar.

**Başka önemli anabolik ve katabolik hormon var mı?**

Vücudumuzun sağlığı için hayati önemi olan, anabolizma ve katabolizma hassas dengesini bu üç temel hormon sağlamaktadır. İnsülin, glükagon ve leptin dışında, anabolik ve katabolik birkaç hormon daha bulunmaktadır. Bu hormonları da idare ve kontrol altında tutan ana hormon insülindir.

İnsülin, glükagon ve leptin hormonlarının dengesi bozulunca, diğer anabolik ve katabolik hormonların da dengesi bozulmakta ve birçok sağlık sorunu ortaya çıkmaktadır.

BÜYÜME HORMONU DEDİĞİMİZ 'GROWTH HORMONE', İNSÜLİNDEN SONRA GELEN, HAYATIMIZ İÇİN ÖNEMLİ 'ANABOLİK' HORMONLARDAN BİRİDİR. Beynimizde bulunan hipofiz bezinden salgılanır. Hücrelerin ve dokuların büyümesini, çoğalmasını sağlar. Çocukların büyümesini ve gelişmesini sağladığı gibi, hayat boyu hücrelerin bütünlüğünü ve yeni hücrelerin yapımını da sağlar. Saç ve tırnaklarımızın uzaması, yaralarımızın, kesiklerimizin, ameliyat yerlerimizin düzelmesi bu hormon sayesinde olmaktadır.

**DİKKAT!** İnsülin hormunu aşırı yükselince, hassas olan hormonal dengeyi sağlamak amacıyla bu 'growth hormon' azalmaktadır.

SEKS HORMONLARI (DİHİDROTESTOSTERON, FOLİKÜL-UYARICI HORMON, LUTEİNLEŞTİRİCİ HORMON, MİFEPRİSTONE, ÖSTROJEN, PROGESTERON, PROLAKTİN, TESTOSTERON) DA ANABOLİZAN HORMONLARDANDIR.

Kadınların yumurtalıklarında, anabolizan olan 'östrojen' ve 'progesteron' hormonları üretilir, erkeklerin de testislerinde 'testosteron' hormonları üretilir. Östrojen dediğimiz kadınlık hormonlarının ve androjen hormonlar dediğimiz erkeklik hormonlarının her yaşta işlevlerinin önemini hepimiz biliyoruz.

Anabolizan olan bu hormonlar sayesinde, kız ve erkek çocuklarda ergenlik çağı değişiklikleri başlamakta ve gelişmektedir. Kız çocuklarının memelerinin büyümesi, âdetlerinin başlaması, erkek çocuklarında kıllanmanın artması, sürekli olarak sakal ve bıyığın çıkması anabolizan olaylara canlı birer örneklerdir.

**DİKKAT!** İnsülin hormonu aşırı yükselince, hassas olan hormonal dengeyi sağlamak amacıyla 'seks' hormonları da azalmaktadır.

Diğer önemli katabolik hormonlarda örnek olarak da konumuzla ilgili olan iki katabolizan hormondan (yıkım hormonundan) bahsetmemiz gerekmektedir.

BÖBREK ÜSTÜ BEZLERİNDE ÜRETİLEN, GLUKOKORTİKOİDLER DE DENİLEN, KORTİZOL VE KORTİKOSTREOİD GİBİ HORMONLAR KATABOLİZAN HORMONLARDANDIR. Doğal olan bütün steroid hormonları, vücutta kolesterolden üretilmektedir.

Ancak burada konunun doğal olmayan, sporcuların adale geliştirmek için kullandıkları 'anabolik streodler' denilen zararlı streoidlerlerle karıştırılmaması gerekmektedir.

T3 (TİROKSİN) VE T4 (TRİİODOTİRONİN) DENİLEN TİROİT HORMONLARI DA KATABOLİZAN HORMONLARA GÜZEL ÖRNEKLERDİR.

Anabolik olan seks hormonları, gerek ergenlik gerekse gebelik sürecinde artış gösterirler. İşte bu artış sonucu, çok hassas olan hormonal dengeyi sağlamak amacıyla, katabolik olan tiroit hormonları da yükselmektedir. Amaç, anabolik ve katabolik dengeyi bozulmadan korumaktır.

**Peki, insülin, glükagon ve leptin hormonlarının dengesi neden bozuluyor?**

BU SORUNUN BİR TEK CEVABI VARDIR: O DA YÜKSEK GLİSEMİK

İNDEKSLİ YİYECEKLERİN (ŞEKERLİ VE GAZLI İÇECEKLER, HAZIR VEYA TAZE SIKILMIŞ MEYVE SULARI, TATLI VE ŞEKERLEMELER, KEK, PASTA VE BÖREK GİBİ UNLU/NİŞASTALI HAMUR İŞLERİ, KIZARTMALAR, TOST, HAMBURGER VE PİZZA GİBİ FAST FOOD TÜRÜ YİYECEKLER VB) AŞIRI MİKTARDA TÜKETİLMESİDİR! Çünkü 'insülin' hormonunun aşırı miktarda uzun süre salgılanmasının ve yüksek değerlerde kalmasının sebebi bu yiyeceklerdir.[146]

ANABOLİZMA VE KATABOLİZMA GİBİ HASSAS BİR DENGENİN SAĞLANMASININ, VÜCUDA GİREN KALORİ/ENERJİ MİKTARI İLE HİÇBİR ALAKASI YOKTUR!

Önemli olan anabolizma/katabolizma gibi hassas bir dengenin bozulmasını önlemektir. Asıl amacımız bu dengenin bozulmamasını sağlamak ve eğer bozulmuş ise bu dengeyi tekrar yerine getirmek olmalıdır. Diğer bir deyişle bozulmuş olan hormonal dengenin yerine getirilmesi ve metabolik hormonların dengeli olarak çalışmasını sağlamak asıl görevimizdir.[147]

ABD'nin tanınmış 'preventive cardiology' yani 'koruyucu kalp hastalıkları uzmanı' olan Prof. Dr. Stephen T. Sinatra'nın, 2011 yılında son baskısı yapılan *Metabolic Cardiology* adlı kitabında, kalp hastalıklarının ana nedeni anlatılmaktadır. Kalp hastalıklarını temelde başlatan anabolizma ve katabolizma olayları oldukça detaylı bir şekilde açıklanmaktadır.[148]

**Şimdiye kadar açıkladığınız bu hormonal dengeyi nasıl sağlayacağız?**

*Karatay Diyeti, Karatay Diyeti'yle Yaşam Boyu Sağlık, Karatay Mutfağı* ve *Karatay Diyeti'yle Obezite ve Diyabete Çözüm Var* adlı kitaplarımda hassas dengeyi sağlamayı amaçlamaktayım. Öncelikle mutfağınızı Karatay Mutfağı'na çevirmenizi ve kitaplarımdaki önerileri uygulamanızı tavsiye ederim...

Bu öneriyi uygulayan binlerce kişi hormonal dengesini sağladı ve sağlığına kavuştu. Kan şekerleri normalle döndü, yüksek tansiyonları düştü, uykuları düzeldi, dinçleştiler. Düzelen klinik belirtilerin yanı sıra, alerjilerinden kurtulmuş ve çalışmayan bağırsakları işlemeye başlamıştır. Yan etki ve sonuç olarak da birikmiş ve depo edilmiş yağlarından kurtulmuşlardır. Kan yağlarının profili de kişiye özel bir duruma gelmektedir.

146 Ludwig DS., The Glycemic Index: Physiological Mechanismsrelating to Obesity, Diabetes, and Cardiovascular Disease. *JAMA*. 287 (2002);2414-23.
147 Davi G., et al., Nutraceuticals in Diabetes and Metabolic Syndrome. *Cardiovasc Ther*.28(2010):216-26.
148 Sinatra ST., *Metabolic Cardiology*. Revive, Rejuvenate, and Revitalize Your Heart. Basic Health Publications, Inc. 28812 Top of the World Drive Laguna Beach, CA 92651.
www.basichealthpub.com

**KURTULUŞ REÇETESİ-9**

# İNSÜLİN DİRENCİNİ ÖNEMSE!

"İnsülin direncim var" deyip geçme! Ne demek olduğunu iyi anla ve o direnci kırmak için mutfağını Karatay Mutfağı'na çevir!

*İnsülin direnci olanlara 'sık sık ve az az' yemeyi önerenlere duyurulur...*

**SORU:**

**"Benim insülin direncim var" diyen o kadar çok kişi var ki... Bu tam olarak ne anlama geliyor, vücutta neyi gösteriyor?**

**CEVAP:**

Yapılan birçok bilimsel çalışmada insülin direnci (insülin yüksekliği) çağımızın yaygın bir hastalığı olarak bildirilmiştir.[149,150,151]

Özellikle kilolu ya da göbekli kişilerde yağlanma fazladır. Vücutta biriken yağ hücrelerinin hem sayısı hem de hacimleri artmıştır.

Vücutta biriken yağ dokusunun (organ yağlarının), artık ciddi ve son derece büyük bir 'endokrin organ' olduğu gösterilmiştir.[152,153,154]

Mesela göbeğimiz, karnımız, memelerimiz, gıdığımız ya da benzeri bölgelerimizde biriken bu yağ hücreleri 20 adet hormon üretmektedir. "Benim insülin direncim var" demek, hormonlarımın dengesi bozulmuş ve aşağıdaki sağlık sorunları belirmeye başlamış demektir.

---

149 Trayhum P., et al., Adipokines; inflamasstion and pieiotropic role of white adipose tiisue. *Br J Nutr.* 2004;92:34355.
150 Lyon CJ., et al., Minireview: adiposity, inflammation and atherogenesis. *Endocrinology.* 2003;144:2195-2200.
151 Eckel RH., et al., The metabolic syndrom. *Lancet.* 2005;365:1415-1428.
152 Trayhurn P., Wood IS. *Br J Nutr.* 2004;92:347–355
153 Eckel RH., et al., *Lancet.* 2005;365:1415–1428.
154 Lyon CJ., et al., *Endocrinology.* 2003;144:2195–2200.

*"Benim insülin direncim var" demek şu anlamlara gelmektedir:*

- Karaciğerim yağlı demektir.
- Pankreasım yağlı demektir.
- Kan yağlarım alt üst olmuş demektir.
- Trigliseridlerim çok yüksek demektir.
- Kolesterolüm yüksek demektir.
- Düşük yoğunluklu lipoproteinim (LDL) yüksek demektir.
- Yüksek yoğunluklu lipoproteinim (HDL) düşük demektir.
- Tansiyonum yüksek demektir.
- Tokluk şekerim düşüyor demektir.
- Tiroit hormonlarım düşük demektir.
- Kanım çabuk pıhtılaşıyor demektir.
- Vücudumda genel olarak mikropsuz inflamasyon (yangı) var demektir.
- Sık sık eklem ağrılarım oluyor demektir.
- Devamlı kilo alıyorum demektir.
- Ne yersem hemen acıkıyorum demektir.
- Sürekli şeker ve tatlılara saldırıyorum demektir.
- Metabolik sendromum var demektir.
- Gizli şeker hastalığım var demektir.
- Bağışıklık sistemim çok zayıflamıştır demektir.
- Unutkanlığım arttı demektir.
- Rahat uyuyamıyorum demektir.

**Bu sıkıntılarla yaşayan kişilerin kanda insülin hormonu düzeyi ne kadar oluyor, normali ne olmalı?**

Açlık kan insülininizi ölçtürerek klinik durumunuzun derecesini öğrenebilirsiniz. 12 saat aç kaldıktan sonra alınan kanınızda normalde insülin hormonu 5 IU/ml düzeyinde ya da daha düşük olmalıdır. Eğer 6 IU/ ml'nin üstüne çıkmaya başlamışsa, yavaş yavaş (siz farkında bile olmadan) insülin direnciniz başlamış demektir.

İnsülin hormonu düzeyiniz yüksek ise, derhal Karatay Diyeti önerilerine başlamalı ve mutfağınızı Karatay Mutfağı'na çevirmelisiniz...

**Açlık kan şekeri normal olan kişilerde de insülin yükselmeye başlar mı?**

Bu son derece önemli bir soru. Çünkü klinik uygulamalarda, göbek ve karaciğerleri yağlı olduğu halde, açlık kan şekeri normal olan kişilere "senin şeker metabolizmanda bir sorun yok" deniyor. Oysa bel çevresinin biraz genişlemesi, göbek ve karaciğer yağlanmasının önemli bir göstergesidir.

Bu kişiler, sık sık acıkıyordur, ekmek, hamur işi ya da şekerli bir yiyecek yedikten sonra hemen halsizleşiyor ve uykuları geliyordur. Açlık kan şekerinin normal olması, insülin direnci olmadığının bir kanıtı değildir.

**Bazı uzmanlar insülin direnci için HOMA-IR adında özel test istiyor, bazıları da şeker yükleme testi istiyor o ne anlama geliyor?**

Bazı uzmanlar, hastalarda gizli şeker olup olmadığını ya da insülin direncinin olup olmadığını anlamak için bu testleri istemektedirler. Ancak kanda açlık insülin hormonu değerinizi ölçtürüp, düzeyine göre sağlıklı beslenme ve yaşama prensiplerini yavaş yavaş benimseyip uygulayınca zaten şikâyetler azalıyor ve zamanla yok oluyor.

Şeker yükleme testleri maalesef sıklıkla uygulanıyor, ancak bir kişiye 50-75 gr şeker içirilmesi var olan insülin direncini daha da beter ediyor, artırıyor ve tetikleyerek tüm hormonal dengeleri alt üst ediyor. Kan yağlarımız da alt üst oluyor bu nedenle. Bir kerede 50-75 gr şekerli su mideye indiği anda (toksik olduğu için) mide bulantısı ve kusma başlıyor, çünkü vücudumuz bu kadar yüksek doz zehri kabullenemiyor. Bir de gebe hanımlara bu test uygulandığı zaman, zaten alt üst olmuş olan hormon dengeleri ve metabolizmaları daha da olumsuz etkileniyor. Bu bağlamda gebe hanımlara kelimenin tam manasıyla eziyet çektiriliyor.

Oysa açlık kan insülin düzeyini ölçmek yeterlidir! Ancak bu bilgilerin ışığı altında 'mutlaka' kendi hekimlerinizle görüşüp karar vermelisiniz. Hekiminiz gerek görüyorsa gereken tetkik ve tedavi tabii ki, uygulanmalıdır. Bu konuları hekimlerinizle tartışmanızı önerebilirim.

**Yüksek insülin hormonunun başka ne gibi zararları var?**

Vücuda, uzun süre ve aşırı düzeyde glisemik indeksi yüksek yiyecekler ve içecekler girince, insülin hormonu aşırı miktarda salgılanıp kan insülin düzeyi yüksek olarak kalacağından, son derece kritik ve hassas olan anabolik ve katabolik denge doğal olarak anabolizmanın lehine bozulacaktır. Sürekli olarak yağ yapımı devam edecektir.[155,156]

155 Pepino MY., et al., Non-Nutritive Sweeteners, Energy Balance, and Glucose Homeostasis. *Curr Opin Clin Nutr Metab Care.* 14 (2011):391-95.
156 Dhingra R., et al., Soft Drink Consumption and Risk of Developing Cardiometabolic Risk Factors and the Metabolic Syndrome in Middle-Aged Adults in Community. *Circulation.* 116(2007):480-88.

Yağlar depolandıkça da insülin direncine bağlı olarak yukarıda saydığımız şikâyetler başlayacak ve giderek artacaktır.

Tip-2 diyabet hastalarının, insülin hormonu tedavisine başlandığı zaman, hastaların giderek yağlanması ve kilolarının artmasının nedeni de anabolizan olan insülin hormonudur. Çünkü Tip-2 diyabet (şeker) hastalarının insülinleri zaten oldukça yüksektir ve pankreasları fazla mesai yapmaktadır.

İşte bu sebeple bu hastaların dışarıdan önerilen insüline ihtiyaçları bulunmamaktır. Zaten TİP-2 DİYABET HASTALIĞININ BİLİMSEL OLARAK TANIMLAMASI DA 'NON İNSUİN DEPENDENT DİABETES MELLİTUS' (İNSÜLİNE İHTİYACI OLMAYAN DİYABET HASTALIĞI) OLARAK YAPILMAKTADIR.

Anabolik hormon olan insülin üretimi fazlalaşınca, vücutta yağlanma da artacaktır. İnsülin hormonunun etkisi ile hem yağ hücrelerinin hacmi büyüyecek, hem de sayıları artacaktır. Yağlanma arttıkça insülin direnci artacağından, insülinin hormonun hiçbir etkisi olmayacaktır.

Hastalarımızın "Benim insülin direncim" var dedikleri 'şeker metabolizması bozukluğu' bunu ifade etmektedir.[157] Bu süreç içinde anabolizma giderek artacak ve katabolizma (yağların yıkımı) olasılığı da ortadan kalkmış olacaktır.

Ayrıca yüksek insülin hormonunun diğer yan ve zararlı etkileri de sağlığımız açısından son derece önemlidir. İnsülin hormonu fazlalığı, yalnız yağları depo etmekle kalmayıp anabolizan olduğu için diğer hücrelerin çoğalmasına ve büyümesine de neden olmaktadır.

İNSÜLİN YÜKSEKLİĞİ SONUCU, ÖNCE HÜCRELERDE HİPERTİROFİ (BÜYÜME) BAŞLAR, HÜCRELER GENİŞLER VE BU SÜRECİN SONUNDA DA HİPERPLAZİ DEDİĞİMİZ OLAY BAŞLAR VE HÜCRELERİMİZDE KONTROL ALTINA ALINAMIYAN ÇOĞALMA MEYDANA GELİR.

Hücrelerde meydana gelen hiperplazi, kanserin ilk basamağıdır. İnsülin düzeyleri normale inince, hem hipertrofi hem de hiperplazi geriler, hücreler normale döner. Fakat insülin hormonu yüksek kaldıkça, hücrelerde kontrol edilemeyen çoğalma devam eder.

İnsülin hormonu fazlalığı sonucu, damarların iç yüzeylerini kaplayan ve endotel dediğimiz tek hücreli ince tabakayı oluşturan hücrelerde de hem büyüme (hipertrofi), hem de çoğalma (hiperplazi) meydana gelir. Damarların sertleşmeleri ve daralmaları bu şekilde başlamaktadır.

BİR TEORİYE GÖRE GENEL ATEROSKİLOROZU BAŞLATAN NE-

157 Isganaitis E., et al., Fast Food, Central Nervous System Insulin Resistance, and Obesity. Arterioscler Thromb Vasc Biol. 25 (2005):2451-62.

DENLER ARASINDA, İLK ETAPTA KAN ŞEKERİ VE İNSÜLİN HORMONU YÜKSEKLİĞİ BULUNMAKTADIR. HIZLI YAŞLANMANIN VE ERKEN YAŞLARDA VEFAT ETMENİN NEDENİ OLARAK DA BU İKİLİ BAŞ SORUMLU OLARAK BİLDİRİLMEKTEDİR.[158]

İnsülin ve şeker yüksekliği, kanımızı yoğunlaştırır ve kanın pıhtılaşma özelliğini artırır. Damarları tıkayan 'asıl' neden işte bu kan pıhtısının oluşmasıdır. Kalp krizi ya da inme dediğimiz felç hastalığına neden de asıl bu kan pıhtısının daralmış kalp damarları içinde meydana gelmesi ve koroner damarların tıkansından dolayıdır. Kan kolesterol yüksekliğinden değildir!

Bu nedenle kardiyologlar, kalp krizi geçirmekte olan kişilere 'koroneranjio' yaparlar ve koroner arterlerde yerini saptadıkları pıhtıyı eriterek hastayı kurtarırlar. Bir an önce pıhtının eritilmesi, aynı şekilde 'inme' geçirmekte olan kişilerde de uygulanan bir tedavi şeklidir ve her iki girişimde de acil bir şekilde pıhtı eritilerek hayatlar kurtarılmaktadır. Metabolik sendromu olan kişilerin yüzde 50, obezler ve Tip-2 diyabet hastalarının yüzde 80-90 oranında kalp krizi geçirdikleri bir gerçektir.[159] ABD'de New Orleans'da bulunan Tulane Üniversitesi'nde çalışan Galassi ve arkadaşları, 2006 yılında metabolik sendromun (kan şekeri ve insülin yüksekliğinin) kalp krizi riskini artırdığını bildirmişlerdir.

UZUN VE SAĞLIKLI BİR ŞEKİLDE YAŞAMAK İSTİYORSANIZ, VÜCUDUNUZDA İNSÜLİN DİRENCİ GELİŞMESİNİ ÖNLEMEK VE ELİNİZDEN GELDİĞİNCE GEÇİKTİRMEK ZORUNDASINIZ! ÇÜNKÜ YAŞ İLERLEDİKÇE İNSÜLİN DİRENCİ GELİŞME RİSKİ DAHA ARTMAKTA VE KOLAYLAŞMAKTADIR![160]

**Küçük yaşlardan itibaren vücutta insülin hormonu fazlalığı ile hormon dengesi bozulursa hangi sağlık sorunları ortaya çıkar?**

- Kızlarda âdet bozuklukları, polikistik over sendromu, kısırlık gibi hormonal bozukluklar görülecektir. Boyları da fazla uzamayacaktır.
- Erkek çocuklarda androjen hormonlar (erkeklik hormonları) azalacak ve östrojen dengesiz olarak artacağından, ergenlik belirtileri gecikecektir. Ayrıca yağlanma artacağı gibi, memeler de büyüyecek, ses kalınlaşması gecikecek, vücutta kıllanma olmayacak ya da gecikecektir. Boyları uzamayacak kısa kalacaktır.

---

158 Lyon CJ., et al., *Endocrinology.* 2003;144:2195–2200.

159 Galassi A., et al., Metabolic syndrome and risk of cardiovascular disease: a meta-analysis. *Am J Med.* 2006 Oct;119(10):812-9.

160 Hanna-Maaria Lakka, et al., The Metabolic Syndrome and Total and Cardiovascular Disease Mortality in Middle-aged Men. *JAMA.*2002;288(21):2709-2716.

- Yetişkin erkelerde de yağlanma artacak, özellikle memeler ve karaciğer büyüyecektir, saç dökülmesi de erken yaşlarda başlayacaktır. Yeri gelmişken, yetişkin erkeklerin alınlarının giderek açılması ve saç dökülmesi, kalp krizi risklerinden biri olarak da senelerden beri kabul edilmektedir.
- Tiroit hormonları azalacağından, 'hipotiroidi' denilen hastalık belirtileri ortaya çıkacaktır. Ayrıca tiroit bezesinde hücre yapımı hızlı bir şekilde artmış olduğundan dolayı, 'tiroit nodülleri' gelişecektir.
- İnsülin yüksekliği devam ettiği süre içinde, organizmada insüline benzeyen growth hormon dediğimiz (bilimsel olarak kısaca 'IGF-1' olarak adlandırılır) büyüme hormonu salgılanır. Hücrelerde görülen hipertrofi, hiperplazi ve kontrol edilemeyen hücre büyümelerinin, yani kanserlerin temel nedenlerinden biridir.[161]
- Metabolik sendrom diye tanımlanan hastalıklar topluğunun nedeni de, insülin yüksekliğidir.[162]

**İyi anla:**

Şimdiye kadar anlatmış olduğumuz bu sağlık sorunlarını önlemek son derece basittir, kolaydır ve kendi elimizdedir.

Tek hedefimiz, sağlıklı beslenme ve yaşam biçimi edinerek, 12 saatlik açlıktan sonra kan insülin değerimizi 5 IU/ml düzeyinde tutmak veya o düzeye indirmek olmasıdır! Yapılan çalışmalarda kan insülini 5 IU/ml olan kişilerin sağlıklı ve dinç bir şekilde 100 yaşın üstüne kadar yaşadıkları bildirilmiştir.

Bu hedefe ulaşmak için, Karatay Diyeti önerilerini uygulamaya başlamak ve mutfağınızı da Karatay Mutfağı'na çevirmek en kolay ve un ucuz yoldur.

---

161 Loren Cordain, et al., Hyperinsulinemic diseases of civilization: more than just Syndrome X . Comparative Biochemistry and Physiology Part A 136 (2003)95-112.

162 Bevinje SK., Editorial. Insulin Resisrance: From Theory To Practice. Online J Health Allied Scs.2006;,1:1. http://www.ojhas.org/issue17/2006-1-.htm.

KURTULUŞ REÇETESİ-10

# BÜYÜME HORMONUNUN DOSTU OLAN GIDALARLA SEN DE DOST OL!

Büyüme hormonunun hassas dengesini bozma, hastalıklara kapı açma!

*Düşünmeden her önüne geleni yiyen ve çocuklarına yedirenlere duyurulur...*

**SORU:**
**Büyüme hormonu işe yarar?**

**CEVAP:**
Büyüme hormonu hayat boyu bebek, çocuk, genç, yetişkin ve ihtiyar herkes için sürekli şart olan, önemli ve gerekli bir hormondur. Eksikliği değişik şekilde sağlık sorunlarının gelişmesine neden olmaktadır.

**Yetişkinlerde büyüme hormonu eksikliği ne sonuçlar doğurur?**

Yüksek glisemik indeksli yiyecekler aşırı miktarda tüketildiğinde, aşırı miktarda insülin hormonunun salgılandığını daha önce birkaç kez dile getirmiştik. İnsülin hormonu miktarı kan dolaşımında yükselince dengenin sağlanması amacıyla büyüme hormonu miktarı da azacaktır. Hipofiz bezinden büyüme hormonu salgılanması yavaşlayacak, kısıtlanacaktır.

Büyüme hormonu, adından da anlaşılacağı gibi yeni hücrelerin yapılması için hücrelere haber ileten önemli bir postacıdır. Hayat boyu tüm hücrelerimiz 3 ayda bir eskimekte, parçalanmakta ve bunların yerine her daim yenisi yapılmaktadır.

Ayrıca yaraların kapanması, kesiklerin düzelmesi, saç ve tırnakların sürekli uzaması için bu hormon düzeyinin dengede olması, eksilmemesi gerekmektedir. Hamamda keselendiğimiz zaman dökülen eski derilerin yerine, sürekli yeni derilerin gelmesi ya da güneş yanığı sonrası soyulan derimizin altından çıkan taze derinin yapımı da büyüme hormonu sayesinde olmaktadır.

Normal yaşlanma sürecinde de büyüme hormonun rolü ve etkisi vardır. Büyüme hormonunun azalması, bağışıklık sistemini de zayıflatmaktadır. Düşük düzeylerde olduğu zaman yetişkinlerde adale, kemik ve kıkırdakların yapımını da yavaşlatacaktır. Aynı zamanda özellikle arterlerin her tabakasında sağlam hücre yapımı azalıp yavaşlayacağından, 'ateroskleroz'un başlamasına ilk adımlar atılacaktır.

Bütün dokularda 3 ayda bir sürekli yeni ve sağlıklı hücre yapımı hayat boyu sürmektedir. Ancak sağlıklı ve güçlü hücreler tam olarak fonksiyonlarını yerine getirebilirler. Büyüme hormonunun azalması sonucu arterlerimizde de yeni hücre yapımı (arterlerin ihtiyacı olan tamiratlar, yenilenmeler) yerine getirilemeyecektir.

Bu durumda yüksek kan şekeri (endotel hücrelerinde oksitlenme, glikoze olma durumu gelişir) ve yüksek insülinin yaptığı tahribatlar (endotelde damarları genişleten nitrik oksit/NO enziminin yapımını inhibe eder) önlenemediği için, kalp ve damar hastalıklarına çok erken yaşlarda (hücresel düzeyde) zemin hazırlanmış olacaktır.

**Peki, bu son derece önemli olan büyüme hormonunun başka görevleri var mı?**

Olmaz olur mu, tabii ki var. BÜYÜME HORMONONUN DİĞER ÖNEMLİ GÖREVLERİNDEN BİRİ DE PROTEİNLERİN VE ENZİMLERİN VÜCUTTA YAPIMINI SAĞLAMAKTIR.

Bu nedenle, yüksek glisemik indeksli yiyecekleri (gazlı ve şekerli içecekler, tatlı ve şekerlemeler, kek, pasta, börek gibi hamur işleri, cipsler ve kızartmalar, fast food türü pizza, tost ve hamburger gibi yiyecekler vb) hayatımızdan çıkarıp düşük glisemik indeksli yiyeceklerle (köy tereyağı ve soğuk sıkım sızma zeytinyağı gibi sağlıklı yağlar + doğal yumurta, peynir, et ve balık gibi sağlıklı proteinler + çiğ kuruyemiş, bakliyatlar, bulgur, buğday, mevsiminde taze doğal sebzeler ve şeker oranı düşük meyveler gibi sağlıklı karbonhidratlar) beslenmeye başladıktan kısa bir süre sonra, bazı bozukluklar da giderek düzelmektedir. Kısaca mutfağını Karatay Mutfağı'na çevirip Karatay Diyeti önerilerini uygulamaya başlayanlar kolaylıkla sağlıklarına kavuşmaktadırlar.

Mesela egzama, sedef gibi cilt bozuklukları düzelir. Ürtiker kaybolur, alerjik cilt reaksiyonları yok olur. Tırnaklar sağlamlaşmaya, güçlenmeye başlar. Saçlar ve tırnaklar daha hızlı uzar. Zamanla vücutta biriken, depo edilmiş olan yağlar azalır ve egzersiz yapmasak dahi kas kitlemiz giderek artar. Egzersiz yaptığımız zaman da (süre 20 dakika olsa dahi sürekli ve muntazam bir şekilde yürümekle), kas kitlemiz daha hızlı bir şekilde artar.

## Çocuklarda büyüme hormonu eksikliği durumunda neler oluyor?

İnsülin yüksekliği, yalnız büyüme hormonu azalması yapmakla kalmayıp aynı zamanda beynimizde bulunan hipofiz bezinin tüm fonksiyonlarını da etkilemektedir ve hipofiz hormonlarının tümünde azalma meydana gelmektedir. Bu nedenle, çocuklarımız da yüksek glisemik indeksli yiyeceklerle aşırı miktarda beslendikleri zaman, maalesef büyümekte olan vücutlarının temel ihtiyacı olan sağlıklı protein ve yağdan yoksun kalıyorlar. Dolayısıyla en fazla büyüme hormonuna ihtiyaçları olan çağlarında, gelişmeleri, olgunlaşmaları mümkün olamıyor, büyümeleri yavaşlıyor.

Bilimsel bir tıp dergisi olan *Pedatrics'te* yayınlanmış olan bir çalışmaya göre, vitamin eklenmiş şekerli meyve suyu ile beslenen 14-27 aylık bebeklerde büyüme hormonu azalmış ve bebeklerin büyümesinde yavaşlama meydana geldiği bildirilmiştir.[163] Vücuttaki tüm organlarda (özellikle beyinde) gelişmenin, büyümenin ve işlevlerin yavaşladığı gözlenmiştir. Dr. Lifshitz'in bildirmiş olduğu bu veriler, yüksek oranda karbonhidratla beslenen çocuklarda, aynı zamanda ishal ve mide bağırsak bozukluklarının meydana geldiğini de göstermiştir. Ayrıca çocuklar sağlıklı yağ ve proteinli diyetle (düşük glisemik indeksli yiyeceklerle) beslenmeye başladıkları zaman, gelişme ve büyümelerinin hızlandığı ve aynı zamanda mide bağırsak rahatsızlıklarının da düzeldiği bildirilmiştir.

Aşırı karbonhidratlı beslenmeden ve şekerli içeceklerden uzaklaşınca insülin hormonu seviyesi düşeceğinden, anabolik hormonlardan büyüme hormonunun düzeyi yükselecektir.

Çocuklarda gözlenmiş olan sağlıklı gelişme ve büyüme, büyüme hormonunun normal düzeylerde olduğunun bir göstergesidir, kanıtıdır. Bu konuda anne babaların, tüm aile büyüklerinin ve çocuk bakıcılarının son derece titiz davranmaları gerekmektedir. Hatta okul kantinleri gözden geçirilmeli, çocuklara mümkün olduğu kadar düşük glisemik indeksli yiyecekler sunulmalıdır. Çocuklarımızın sağlıklı büyümeleri, sağlıklı yaşamaları ve beyinlerinin sağlık-

---

163 Smith MA., and Lifshitz F. Excess fruit joice consumptionas a contributing factor in nonorganic failure to thrive. *Pediatrics*. 93,(1994): 438-443.

lı olarak çalışması için, aşırı karbonhidratlı yiyecek ve şekerli içeceklerin (yüksek glisemik indeksli yiyeceklerin, azaltılması önemli bir adım ve aşamadır.[164]

ÇOCUKLARIMIZIN FABRİKALARDA ÜRETİLMİŞ, PAKETLENMİŞ HER TÜRLÜ TATLI, ŞEKER, ÇİKOLATA, MEYVE SUYU VE ŞEKERLİ İÇECEKLERDEN KESİNLİKLE UZAK DURMALARI GEREKMEKTEDİR.[165]

YAPAY (SUNİ) TATLILAR, BİSKÜVİLER, BEBEK MAMALARI, HATTA TUZLU BİSKÜVİLER GİBİ PAKETLENMİŞ TÜM YİYECEKLERDE AŞIRI MİKTARDA TATLANDIRICI KULLANILDIĞI İÇİN BAĞIMLILIK YAPMAKTADIR.[166,167,168]

ŞEKER EN TATLI ZEHİRDİR![169]

ŞEKERLER (ÖZELLİKLE MEYVE ŞEKERİ FRÜKTOZ), ÇOCUKLARDA BEYİN FONKSİYONLARINI, ALKOLÜN BOZDUĞU GİBİ BOZMAKTADIR.[170,171,172,173]

---

164 Lustif RH., 2006 Chilhood obesity: behavioral aberration or biochemical drive? Reinterpreting the First Law of Thermodynamics. *Nature Clin Pract Endo Metab.* 2:337-458.

165 Ebbeling CB., et el., 2002 Childhood Obesity: public health crisis, common sense cure. *Lancet* 360: 473-482.

166 Cha SH., et al., 2008 Differential effects of central fructose and glucose on hypothalamic malonyl-CoA and food intake. Proc. Natl. Acad. Sci. USA 105:16871-16875.

167 Mietus-Snyder ML., et al., 2008 Chilhood obesity: adrift in the 'limbic triangle'. *Ann Rev Med.* 59:119-134.

168 Lenoir M., et al., 2007 Intense sweetness surpasses cocaine reward. PloS ONE 2:e698.

169 Yudkin J., *Pure, white and deadly.* Viking Penguin, Cambridge, 1972.

170 Lustig HR., Fructose Epidemic. *The Bariatrician.* 1-9.

171 Vos MB., et al., 2008 Dietary fructose consumption among US children and adults: the Third national Health and Nutrition Examination Survey. *Medscape J Med.* 10:160.

172 Ludwig DS., et al., 2001 Relation between consumption of sugar-sweetened drinks and child-hood obesity: a prospecitve, obsevational analysisi. *Lancet.* 357: 505-508.

173 Avena NM., et al., 2008 Evidence for sugar addiction: behavioral and neurochemical effects of intermittent, excessive sugar intake. *Neurosci Biobehav Rev.* 32: 20-39.

## KURTULUŞ REÇETESİ-11

# BEBEĞİNİ 'BEBE BİSKÜVİSİ' İLE BESLEME!

Bebeklerinizin sağlıklı büyümesini istiyorsanız reklâmlara aldanmayın! Onları evde hazırladığınız doğal besinlerle besleyin!

*Hiçbir gıda "Anne sütü gibi" olamaz ve onun yerini tutamaz! Çocukların gelişimi hazır mama ya da bisküvi ile olmaz! Olduğunu iddia edenlere duyurulur...*

**SORU:**

**Bebekler ve çocuklar için zararlı olan gıdalar hangileri?**

**CEVAP:**

Çeşitli rafine olmuş unlardan birçok kimyasal katkı maddesi ilave edilerek üretilmiş, tat vermek için aşırı miktarda yapay tatlandırıcı, şeker ya da tuz ilave edilmiş, trans yağ içeren, fabrikasyon işlem görmüş ve paketlenerek satışa sunulmuş olan glisemik indeksli yüksek yiyecekler ve içecekler, bebek ve çocuk sağlığı için zararlı olmaktadır![174]

Çocuklarımız alkol almadıkları halde, aşırı miktarda şekerli yiyecek ve içeceği tükettikleri için, günümüzde 1-2 yaşında dahi 'karaciğer yağlanması' görülmektedir. Küçük yaşlarda gelişen karaciğer yağlanması, ileri yaşlarda her türlü hastalığın temelini oluşturmaktadır![175] Bu hastalıkların teme-

174 Gross LS., et al., Increased consumption of of refined carbohydrates and the epidemic of type 2 diabetes in the United States: an ecologic assessment. *Am J Clin Nutr.* 79: 774-779.

175 Brown CM, et al., 2008 Sugary Drinks in the pathogenesis of obesity and cardiovascular diseases. *Int J Obe.* 32:528-534.

li erken yaşlarda başlamakta ve kişiye özel olarak ileri yaşlarda belirgin hale gelmektedir.[176,177]

Piyasada bulunan bisküvi paketlerinin içeriklerini okuduğumuzda, bu paketlerde tamamen işlem görmüş birçok katkı maddesi ve kimyasal bulunduğunu görmekteyiz. Besin maddesi içerdiği belirtilen ya da iddia edilen 'sütlü bebe bisküvileri'nde dahi 5 temel sorun bulunmaktadır.

**Bebe bisküvileri de zararlı demek mi istiyorsunuz?**

Maalesef evet! Nedenlerini bilimsel veriler ve kanıtlarla açıklamak istiyorum...

1. Bisküvilerin tümünde aşırı miktarda şeker ve karbonhidrat bulunmaktadır. Büyümekte olan bir bebeğin temel gereksinimi olan protein ise, 'sütlü bisküvi' ifadesi kullanılmış olmasına rağmen yüzde 1 oranında süt içerdiğini görüyoruz. Ayrıca bu yüzde 1 oranında olduğu belirtilen sütün kaynağı açık şekilde belirtilmemektedir. Fabrikada üretilmiş ve paketlenmiş olan ürünlerin büyük çoğunluğunda 'süt tozu' kullanılmış olma ihtimali bulunmaktadır. Aynı zamanda proteinlerin içeriği olarak, gerek yumurtanın gerekse soya proteininin kaynak, miktar ve oranları da tam olarak verilmemektedir. Çeşitli şekerlerle yüklü olan fabrikasyon ürünlerin birçoğunda, sağlıklı bir bebek için şart olan 'lif' miktarı da çok azdır. Piyasadaki ürünlerde ortalama yüzde 1 olarak verilmektedir, fakat çoğunlukla lifin de kaynağı belirtilmemektedir.
2. Soya lesitini (soya proteini) miktarı kesin olarak belirtilmemiştir ve bilinmemektedir. Genel olarak, soya proteini genetiği değiştirilmiş olan GDO'lu soya ürünlerinden elde edilmektedir. Yapılan araştırmalar, genetiği değiştirilmiş olan soya ürünlerinin gastro-intestinal sistem inflamasyonuna ve tümörlerine neden olduğunu göstermiştir.[178]
3. Şeker miktarı çok yüksek olan (şeker, früktoz şurubu, glikoz şurubu vb içermektedir) bebek bisküvileri, bebeklerde ve çocuklarda mide asidi fazlalığı, hazımsızlık, gaz, ishal gibi değişik belirtilere neden olmaktadır.[179]
4. Ayrıca birçok bebe bisküvisinde temel yağlar bulunmamaktadır. Temel

---

176 Dirleamger M., et al., 2000 Effects of fructose on hepatic glucose metabolism in humans. *Am J Phisiol Endocrinol Metab*. 279:E907-E911:

177 Dhingra R., et al., 2007 Soft drink consumption and risk of developing cardiometabolic risl factors and metabolic syndrome in middle-aged adults in the community. *Circulation*. 116:480-488.

178 *ACS Guidelines on Nutrition and Physical Activity for Cancer Prevention*, which is online at www.cancer.org.

179 http://ramazan.milliyet.com.tr/bayramda-cocuklarin-asiri-seker/ramazandasaglik/detay/1747088/default.htm

yağların yerine aşırı derecede işlem görmüş olan bitkisel yağlar (Omega-6 yağları) bulunmaktadır. İşlemden geçmiş, fabrikada üretilmiş çeşitli bitkisel yağ ve rafine un içeren ürünlerde, işlem ve üretim sırasında aşırı miktarda 'trans yağ' oluşmaktadır. Oysa paketin üzerinde 'Trans yağ yoktur' ifadesi yer almaktadır. Trans yağlar vücudumuza iki şekilde zarar verir. Öncelikle bir organizmaya girdikleri zaman, her türlü hücresel ve kimyasal (histobiyokimyasal) bozuklukları başlatan serbest oksijen radikallerinin artmasına neden olurlar. Sonra da hücre zarlarında gerekli olan sağlıklı Omega-3 ve Omega-6 yağlarının yerini işgal ederler. Bu nedenle de doğal olarak aldığımız Omega-3 ve Omega-6 yağlarının hücre zarlarına girmelerini engellerler. Hücre zarları ve hücrelerin normal işlevleri bu şekilde engellenmiş olur.

5. Bebe bisküvilerinin buğday unu, mısır nişastası, buğday glüteni ve yulaf glüteni gibi maddeler ihtiva ettiklerini de görüyoruz. Oysa yapılan birçok bilimsel araştırmada, buğday ve diğer tahıl glütenlerinin, özellikle çocuklarda 'alerjik ve oto-immün hastalıklar' olmak üzere, ileri yaşlarda alerjik astım, tiroidit, pankreatit gibi önemli birçok hastalığa neden olduğunu gösterilmiştir.[180] Modern buğday glüteninde 6 grup kromozomun bulunduğunu, bu kromozomların da eski buğdaylara oranla aşırı sayıda (23,788 adet kadar) buğday proteini ürettiği bildirilmektedir. Üretilen her bir protein, insanda bulunan hücrelere karşı alerjik reaksiyon geliştirmektedir, çocuklarda sıklıkla rastladığımız her türlü alerji, erken yaşlarda ortaya çıkan oto-immün hastalıkların ve ileri yaşlarda gördüğümüz kronik/dejeneratif hastalıkların temelinde de, artık modern buğdayın bulunduğu kabul edilmektedir. Bu hastalıkların hiçbiri genetik olmayıp, temelleri ana rahminden itibaren atılmaktadır ve bebeklerin bu alerjen yabancı proteinlere maruz kalmış olmalarına bağlanmaktadır. Biz tıp dilinde bu gibi olaylara 'maruziyet' diyoruz. İleri yaşlarda yavaş yavaş ortaya çıkmakta ve gelişmekte olan öldürücü hastalıkların temelinde, modern buğdayların içinde bulunan glüten oranının yüzde 50-60 kadar yüksek oranda olması neden olarak gösterilmiştir.[181,182]

180 GreenMedinfo.com

181 Allan CB., et al., *Life Without Bread*. How A Low-Carbohydrate Diet Can Save Your Life. Mc Graw Hill Publ. 2000, Two Penn Plaza, New York, NY 10121-2298.

182 Davis W., *Wheat Belly*. Lose the Wheat, Lose the Weight, and Find Your Path Back to Health. Rodale Inc., 733 Third Avenue, New York, NY 10017, 2011.

**Buğday proteinlerinin insan vücudunda başlattığı temel bozukluklar neler?**

Buğday proteinleri aslında gliadinlerdir (glüten genel olarak tüm gliadinleri içine alan genel bir kavrama verilen isimdir). 2007 yılında tıp dergisi olan *Gut*'ta yayınlanmış olan bir bilimsel çalışmada, gliadinlerin, bağırsak sisteminde bulunan ve bağırsaklarımızın iç yüzeyini kaplayan epitel hücrelerini tahrip ve yok ederek, oto-immün hastalıkları başlattığını bildirmişlerdir.[183,184] Buğday gliadini bağırsak iç yüzeyini kaplayan hücrelerin geçirgenliğini de (permeabilitiseni) artırmaktadır. Sonuç olarak, besinler tamamen hazmolunmadan büyük moleküller şeklinde kan dolaşımına geçmekte, bu büyük moleküller vücudun tüm hücrelerinde yabancı maddeler olarak algılanarak, alerjik reaksiyonların başlamasına neden olmaktadır. Ayrıca birçok farmakolojik (ilaç gibi) etkisi de bulunmaktadır. Gliadin, normal şartlarda, hazım sırasında gerekli enzimler tarafından yıkılarak, kısa boylu olan aminoasit ve peptit zincirlerine indirgenmekte daha sonra da emilerek kana geçmektedir. Bağırsak hücrelerinin geçirgenliği artınca, gliadin uzun boylu aminoasit ve peptit zincirleri olarak kana geçmektedir. Bilimsel olarak 'leaky gut' (geçirgen bağırsak) denilen oto-immün hastalıkların temelinde yatan ana faktör, uzun boylu gliadin molekülünün bozulmuş olan bağırsak epitelinden rahatça kan dolaşımına geçebilmesidir.

Normalde 3-4 kısa aminoasit zincirinden oluşması gerekirken, 7 aminoasit zincirinden oluşan uzun peptit moleküllerinden biri olan 'gliadorphin', büyük olduğu halde kana geçmektedir. BİR BUĞDAY GLİADİNİ OLAN 'GLİADORPHİN PROTEİNİ', KAN DOLAŞIMINDAN BEYİN DOLAŞIMINA GEÇEREK BEYİN HÜCRELERİNDE BULUNAN MORFİN RESEPTÖRLERİNİ UYARMAKTA VE MORFİN ETKİSİ YAPARAK BEYİN FONKSİYONLARINI BOZMAKTADIR.[185,186] "Ben ekmeksiz yaşayamam, ekmeksiz

183 Mishkind, Michael, Kenneth Keegstra, Barry A. Palevitz. "Distribution of Wheat Germ Agglutinin in Young Wheat Plants." *Plant Physiology*. Rockville: American Society of Plant Biologists, 1980. http://www.plantphysiol.org/content/66/5/950.full.pdf. (December 2012).

184 Pellegrina, Chiara Dalla, Omar Perbellini, Maria Teresa Scupoli, Carlo Tomelleri, Chiara Zanetti, Gianni Zoccatelli, Marina Fusi, Angelo Peruffo, Corrado Rizzi, Roberto Chignola. "Effects of Wheat Germ Agglutinin on Human Gastrointestinal Epithelium: Insights From an Experimental Model of Immune/epithelial Cell Interaction." *Toxicology and Applied Pharmacology*. Amsterdam: Elsevier B.V., 2009. http://www.deepdyve.com/lp/elsevier/effects-of-wheat-germ-agglutinin-on-human-gastrointestinal-epithelium-DDDhjGaQzd/1. (January 2013).

185 Ji, Sayer. "The Dark Side of Wheat: New Perspectives on Celiac Disease & Wheat Intolerance." *Journal of Gluten Sensitivity*. Santa Rosa: www.celiac.com, 2008. http://www.greenmedinfo.com/page/dark-side-wheat-new-perspectives-celiac-disease-wheat-intolerance-sayer-ji. (October 2012).

186 Desmond, S. T. Nicholl. *An Introduction to Genetic Engineering* 3rd Ed. Cambridge: Cambridge University Press, 1994-2008, https://www.cambridge.org/aus/catalogue/catalogue.asp?isbn=9780521615211. (October 2012).

hayat düşünemiyorum" gibi ifadelerin nedeni, narkotik ve morfine benzeyen bu etkinin bir göstergesidir. Bu kişilerde açıkça buğdaya bağlı morfin bağımlılığı gelişmiştir.

Gliadorphine benzer bir şekilde, morfine benzer etki gösteren birden fazla (A4, A5, B4, B5, C gibi) glüten proteinleri bulunmaktadır. Bunlara genel olarak, 'glüten ekzomorfini' adı verilmektedir. Glüten ekzomorfinlerinin çocuklarda otizm, dikkat eksikliği, şizofreni, davranış bozukluğu ve saldırganlık nedeni olduğu bildirilmiştir.[187]

Gliadorphin ve glüten gibi buğday proteinlerinin herhangi bir organizmadaki sinir hücrelerini ya da değişik organlardaki hücreleri taklit ederek hastalıklara neden olduğu da gösterilmiştir. Örneğin, gliadinin hazmedilmesi sırasında 33 aminoasitli uzun bir peptit zinciri meydana gelmektedir. Bu 33'lü aminoasit zinciri, boğmaca bakterisinde bulunan 33'lü aminoasitli bir polipeptit olan 'pertacin molekülü'ne yapı olarak benzemektedir. Bu benzerliğinden dolayı onu taklit ederek, çocuklarda boğmacaya benzer oldukça alerjik solunum yolu hastalıklarına neden olabilmektedir.

John B. Symes, buğday, süt ürünleri ve soya proteinlerinde yüksek miktarda 'excito-toxinlerin' bulunduğuna dikkatleri çekmiştir. Eksitotoksinler, insan vücudunda bulunması şart olmayan bazı aminoasitlerdir (proteinlerin ön maddeleridir).

Buğday, süt ürünleri ve soya proteinlerinde yüksek miktarda bulunan, bir organizma için şart olmayan (non-essential) aminoasitler, 'glutamik asit' ve 'aspartam'dır. Ayrıca arpa, yulaf, pirinç, çavdar gibi bütün tahıllarda da sağlığımıza zararlı olan glutamik asit ve aspartam aminoasitleri bulunmaktadır. Ancak en çok ve en sık kullanılan rafine buğday unu, son derece yüksek oranda glutamik asit ve aspartam içermektedir. Buğdayın sevilen ve aranan lezzetini glutamik asit sağlamaktadır.

Nörodejeneratif denilen multipl skleroz (MS), Alzheimer, epilepsi, migren gibi hastalıkların ve çocuklarda görülen dikkat eksikliği ve konsantrasyon bozukluklarının, saldırganlık gibi davranış bozukluklarının nedenleri de, glutamik asit ve aspartam aminoasitleri olduğu bilimsel olarak gösterilmiştir.[187]

Buğdayda bulunan diğer bir protein de kısaca WGA denilen (wheat glutenin agglutenin) 'lectin'dir. Bağırsakların iç yüzeyini kaplayan epitel hücrelerinde bulunan mikroskobik tüyleri (villi) tahrip ederek, ciddi sağlık sorunlarına neden olmaktadır. Bağırsak epitel hücrelerinde bulunan mikroskobik tüylerin görevi, iyi şekilde hazmolmuş gıdaların emilimini sağlamaktır.

---

187 Richardson A., *They are what you feed them. How food can improve your child's behaviour, mood and learning*. Harper Collins Publishers Ltd. 2006. 77-85 Fulham Palace Road Hammersmith, London W6 8JB.

**Bağırsakların iç yüzeyini kaplayan epitel hücrelerinde bulunan mikroskobik tüylerin (villilerin), buğday proteini lectin (WGA) tarafından tahrip edilmeleri sonucunda hangi sağlık sorunları ortaya çıkmaktadır?**

WGA buğday proteini lectin şu özelliklere sahiptir:

- Bağırsak hücrelerinde ve nötrofil gibi bağışıklığımızı sağlayan beyaz kan hücrelerinde 'mikropsuz' dediğimiz inflamasyonun başlamasına neden olan, sitokain denilen (interleukin-1, interleukin-6, interleukin-8 gibi) zararlı kimyasal maddelerin yapımını hızlandırmaktadır.[188,189]
- İmmünotoksiktir.[190,191,192,193,194]
- Nörotoksiktir.[195,196,197,198]

---

188 Karlsson A., "Wheat Germ Agglutinin Induces NADPH-oxidase Activity in Human Neutrophils by Interaction with Mobilizable Receptors." *Infection and Immunity.* Washington, DC: The American Society for Microbiology, 1999. http://www.ncbi.nlm.nih.gov/pubmed/10377127. (December 2012).

189 Guzyeyeva, Gloria V. "*Lectin Glycosylation as a Marker of Thin Gut Inflammation.*" *The FASEB Journal.* Bethesda: Federation of American Societies For Experimental Biology, 2008.
http://www.fasebj.org/cgi/content/meeting_abstract/22/1MeetingAbstracts/898.3. (October 2012).

190 Pusztai, A., S.W.B. Ewen, G. Grant, D.S. Brown, J.C. Stewart, W.J. Peumans, E.J.M Van Damme, S. Bardocz. "Antinutritive Effects of Wheat-germ Agglutinin and Other N-Acetylglucosamine-specific Lectins." *The British Journal of Nutrition.* Cambridge: Cambridge University Press, 1993.
http://journals.cambridge.org/download.php?file=%2FBJN%2FBJN70_01%2FS0007114593001254a.pdf&code=ad7ed0ca7f0f2f23215d621ee092fd 38 (September 2012).

191 Tyrrell, Gregory J., Mark S. Peppler, Robert A. Bonnah, Clifford G. Clark, Pele Chong, Glen D. Armstrong. "Lectinlike Properties of Pertussis Toxin". *Infection and Immunity.* Washington, D.C.: The American Society for Microbiology, 1989.
http://www.ncbi.nlm.nih.gov/pmc/articles/PMC313367/pdf/iai00066-0224.pdf. (November 2012).

192 Tchernychev, B., M. Wilchek. "Natural Human Antibodies to Dietary Lectins." *FEBS Letters.* Amsterdam: Elsevier BV, 1996. http://www.ncbi.nlm.nih.gov/pubmed/8955334. (January 2013).

193 Sollid, L.M., J. Kolberg, H. Scott, J. Ek, O. Fausa, P. Brandtzaeg. "Antibodies to Wheat Germ Agglutinin in Coeliac Disease." *Clinical & Experimental Immunology* Hoboken: Wiley-Blackwell Publishing 1986. http://www.ncbi.nlm.nih.gov/pmc/articles/PMC1577348/. (November 2012).

194 Faith-Magnusson, K., KE. Magnussen. "Elevated Levels of Serum Antibodies to the Lectin Wheat Germ Agglutinin in Celiac Children Lend Support to the Gluten-lectin Theory of Celiac Disease." *Pediatrid Allergy & Immunology.* Hoboken: Wiley-Blackwell Publishing. 1995.
http://www.ncbi.nlm.nih.gov/pubmed/7581728#. (September 2012).

195 Broadwell, R.D., B. J. Balin, M. Salcman. "Transcytotic Pathway for Blood-borne Protein Through the Blood-brain Barrier." *Proceedings of the National Academy of Sciences of the United States of America.* Washington, DC: National Academy of Sciences. 1988.
http://www.ncbi.nlm.nih.gov/pmc/articles/PMC279605/. (December 2012).

196 Damak, S., B. Mosinger, RF Margolskee. "Transsynaptic Transport of Wheat Germ Agglutinin Expressed in a Subset of Type II Taste Cells of Transgenic Mice." *BMC Neuroscience.* London: BioMed Central, Ltd. 2008. http://www.ncbi.nlm.nih.gov/pubmed/18831764#. (December 2012).

197 Dolapchieva, S. "Distribution of Concanavalin A and Wheat Germ Agglutinin Binding Sites in the Rat Peripheral Nerve Fibres Revealed by Lectin/glycoprotein-gold Histochemistry". *The Histochemical Journal.* London: Chapman & Hall, 1996.
http://link.springer.com/article/10.1007%2FBF02331422?LI=true#page-1. (January 2013).

198 Hashimoto, S., A. Hagino. "Wheat germ agglutinin, concanavalin A, and lens culinalis agglutinin block the inhibitory effect of nerve growth factor on cell-free phosphorylation of Nsp100 in PC12h cells." *Cell Structure and Function Journal.* Kyoto: Nihon Saibo Seibutsu Gakkai. 1989.
http://www.ncbi.nlm.nih.gov/pubmed/2720800#. (September 2012).

- Sitotoksiktir.[199,200,201]
- Endokrin organlarının/hormonların normal fonksiyonlarını bozar.[202,203]
- Kardiyotoksiktir.[204,205]
- Gastro-intestinal sistemin (mide ve bağırsak sistemlerinin) epitel hücrelerini bozarak fonksiyonları alt üst eder.[206]
- Moleküler yapısı virüslere benzer olduğu için, onları taklit ederek hastalıklara neden olur.[207]
- BUĞDAY PROTEİNİ LECTINİN (WGA), AYNI ZAMANDA BEYİNDE BULUNAN VE HİPOTALAMUS BÖLGESİNDE GÖREVLİ OLAN RESEPTÖRLERİ BLOKE EDEREK, LEPTİN DİRENCİNİ BAŞLATIP ŞİŞMANLIK VE OBEZİTEYE NEDEN OLDUĞU DA BİLİNMEKTEDİR.
- İnsüline benzer bir etki gösterdiği ve insülin direncini de başlatarak, şişmanlık ve obeziteye neden olduğu da gösterilmiştir.
- Ayrıca, Immüm Globülin A'ya (IGA) bağlı böbrek hastalıklarına (IGA nefriti), hatta böbrek kanserlerine neden olduğu da bilimsel olarak bilinmektedir.

---

199 Liu, W.K., S.C. Sze, J.C. Ho, B.P. Liu, M.C. Yu. "Wheat Germ Lectin Induces G2/M Arrest in Mouse L929 Fibroblasts." *Journal of Cellular Biochemistry.* Hoboken: Wiley-Blackwell Publishing. 2004.
http://www.unboundmedicine.com/medline/citation/15048871/Wheat_germ_lectin_induces_G2/M_arrest_in_mouse_L929_fibroblasts (November 2012).

200 Kaplowitz, Paul B. "Wheat germ agglutinin and concanavalin A inhibit the response of human fibroblasts to peptide growth factors by a post-receptor mechanism. *Journal of Cellular Physiology.* Hoboken: Wiley-Blackwell Publishing. 1985.
http://onlinelibrary.wiley.com/doi/10.1002/jcp.1041240317/abstract. (October 2012).

201 Cox, Lynne S. "DNA Replication in Cell-free Extracts from Xenopus Eggs is Prevented by Disrupting Nuclear Envelope Function". Journal of Cell Science. Cambridge: The Company of Biologists. 1992, http://jcs.biologists.org/content/101/1/43.long. (October 2012).

202 Yevdokimova, N.Y., A.S. Yefimov. "Effects of Wheat Germ Agglutinin and Concanavalin A on the Accumulation of Glycosaminoglycans in Pericellular Matrix of Human Dermal Fibroblasts. AComparison with Insulin". *Acta Biochimica Polonica.* Warsaw: The Polish Biochemical Society and the Committee of Chemistry and Biophysics. 2001. http://www.ncbi.nlm.nih.gov/pubmed/11732625. (November 2012).

203 Sasano, H., M. Rojas, S.G. Silverberg. "Analysis of Lectin Binding in Benign and Malignant Thyroid Nodules." *Pathology & Laboratory Medicine.* Northfield: The College of American Pathologists. 1989.
http://europepmc.org/abstract/MED/2916907/reload=0;jsessionid=KYN2j0u7h2Zg8CT6OZ2D.2. (January 2013).

204 Lebret, M., F. Rendu. "Further Characterization of Wheat Germ Agglutinin Interaction with Human Platelets: Exposure of Fibrinogen Receptors." *Journal of Thrombosis and Haemostasis.* UK: Blackwell Publishing. 1986.
http://www.ncbi.nlm.nih.gov/pubmed/3105108. (September 2012).

205 Ohmori, T., Y. Yatomi, Y. Wu, M. Osada, K. Satoh, Y. Ozaki. "Wheat Germ Agglutinin-induced Platelet Activation via Platelet Endothelial Cell Adhesion Molecule-1: Involvement of Rapid Phospholipase C Gamma 2 Activation by Src Family Kinases." *Biochemistry.* New York: Bedford, Freeman & Worth. 2001.
http://www.ncbi.nlm.nih.gov/pubmed/11669637. (November 2012).

206 Ovelgonne, J.H., J.F.J.G. Koninkx, A. Pusztai, S. Bardocz, W. Kok, S.W.B. Ewen, H.G.C.J.M. Hendriks, J.E. van Dijk. "Decreased Levels of Heat Shock Proteins in Gut Epithelial Cells After Exposure to Plant Lectins." *Gut.* London: *BMJ* Group. 2000.
http://gut.bmj.com/content/46/5/680. (September 2012).

207 http://www.greenmedinfo.com/content/openin-pandoras bread box-critical role wheat lectin/human disease

**KURTULUŞ REÇETESİ-12**

# ÇOCUKLARA ŞEKER VE ŞEKERLİ ÜRÜN YEDİRME!

Bebeklikten itibaren çocuğunu şeker, çikolata ve tatlıya alıştırma, 'turp' gibi çocuk ve sağlıklı bir yetişkin olsun!

*Çocuklara ödül olarak çikolata ve şeker verenlere duyurulur...*

**SORU:**
**Çocukları neden şekerden uzak büyütmeliyiz?**

**CEVAP:**
Ben bir çocuk hekimi değilim! Ancak sağlıklı beslenme yöntemleri, sağlıklı kalma ve sağlıklı yaşama yöntemlerinin bilimsel temelleri her zaman ve her daim aynıdır. Sağlıklı bir bireyin yaşantısı için, asırlardan beri, ana rahminden itibaren hayat boyu aynı kural ve yöntemler geçerlidir. Bu yaklaşım ve yöntemler her daim, her ülkede, her yaşta kişiler için, asırlardan beri süregelen ve bilinmesi gereken temel bilgilerdir.

Bu nedenle aşırı şeker tüketimi sonucu sıklıkla gelişen ve çocukların sağlıklı gelişmeleri ve büyümeleri, olgunlaşmaları önünde önemli sorunlar doğuran bazı hastalıklara kısaca değinmek istiyorum.

13 Mart 2013 tarihinde Oxford Üniversitesinde bu konuda önemli bir sempozyuma katılmıştım. Sempozyumun konu başlığı orijinal olarak şöyleydi: SUGAR AND THE BRAIN: FOOD CHOICE, ADDICTION AND THE MENTAL HEALTH CRISIS-ASYMPOSIUM WITH ROBERT LUSTIG, MD[208]

Sempozyumda, şekerli yiyeceklerin, yapay şekerlerle tatlandırılmış olan

208 Wednesday, 13th March 2013- Medical Sciences Teaching Centre, South Parks Road, Oxford OX1 3PL.

şekerli içeceklerin ve kutuya girmiş, paketlenmiş yiyeceklerin, çocukların ve gençlerin beyninde morfine benzer etki yaptığı, bu konunun uzmanları olan çocuk sağlığı ve hastalıkları alanında profesörler, psikologlar ve psikiyaristler tarafından tartışıldı.[209]

Toplantıda özellikle, aşırı miktarda şeker tüketiminin çocukların fiziki gelişmelerini bozduğu gibi, vücudun en önelli bir parçası olan beyin fonksiyonlarını da bozduğu bildirildi. Çocuklarımızdaki konsantrasyon bozukluğu, dikkat azlığı, saldırganlık, öğrenme zorlukları gibi birçok davranış bozukluklarının, hatta otizm hastalığının dahi aşırı şeker ve rafine olmuş (un haline dönüştürülmüş) karbonhidratların kullanmaları sonucu geliştiği, konunun otoriteleri tarafından tartışıldı. Un haline dönüştürülmüş olan rafine karbonhidratlar, 'polisakkkarid' dediğimiz kompleks şekerlerdir. Ağzımıza unlu bir lokmayı alıp da çiğnemeye başladığımız anda, hemen tükürüğümüzde bulunan 'amilaz enzimi' salgılanır ve kompleks dediğimiz karbonhidratlar hemen basit şekere, yani glikoza dönüşerek kanımıza ve dolaşımımıza geçer ve kan şekerimiz yükselir.

Şekerli içeceklerin çoğu ise aromalı şekerli sulardır. Su içinde erimiş olarak bulunan sıvı şekerlerin hazmedilmeye bile zamanları yoktur! Lifleri parçalanıp un ufak olmuştur ya da bütün lifleri tamamen yok olmuştur. Bu nedenle, ağzımıza alır almaz çok kısa zamanda kana geçer ve hemen kan şekerini ve insülini hızla yükseltirler, adeta zıplatırlar!

Çocuk ve gençlerimiz ve tabii ki büyüklerimiz, kan şekerinin aniden yükselerek verdiği ani ve kısa süreli enerji hissine bağımlılık geliştirirler. Bu nedenle, hoşlarına giden bu hissi sık sık yaşamak isterler! Tabiri caizse daha en erken yaşlardan itibaren oltaya takılmışlardır, artık kurtulmaları çok zordur! Bu durumun alkol bağımlığından bir farkı yoktur! İşte bu sebeple alkolden bile daha tehlikelidir.

### Şeker, neden alkolden bile daha tehlikeli?

Çocuklara alkol vermeyiz ama bol bol şekerli içecek veririz de ondan!

Bugün maalesef 2-3 yaşlarında bir çocuk, doğum gününü kutlarken bile 'bilinçsiz' annesinden asitli bir içecek isteyebilmektedir! Bu nedenle, alkolden daha tehlikeli olmaktadır. Çünkü çocukların karaciğerlerinin tam olarak gelişimi ortalama 5 yaşlarında tamamlanmaktadır.

Şekerli bir içecek vücuda girince kanımızda özetle şöyle bir yol alır:

---

209 Food and Behavior research. www.fabresearch.org

Şekerli içecek ⇨⇨ Kan şekeri ⇧⇧⇧⇨⇨ İnsülin ⇧⇧⇧⇨⇨ Karaciğer yağlanması

Gelişimini, bir çocuk ortalama 5 yaşlarındayken tamamlayan karaciğer, daha gelişirken yağlanmaya başlarsa ne olur? Bunun cevabını sanırım bir çocuk bile anlayabilir... İşte bu sebeple çocuklarımıza değil, önce kendimize kızacağız!

ALTI AYLIK BEBEKLERDE VE ERGENLİK ÇAĞINDAKİ ÇOCUKLARIMIZDA KARACİĞER YAĞLANMASI, TİP-2 DİYABET VE ÇEŞİTLİ ALERJİLERİN SIKLIKLA GÖRÜLME NEDENİ, ŞEKERLİ YİYECEK VE İÇECEKLERDİR (İÇERDİKLERİ MISIR ŞURUBU, GLİKOZ ŞURUBU, ŞEKER VEYA FRÜKTOZDUR).[210,211]

Çocuklarda görülen davranış bozukluklarını önlemek anne babaların, teyze, hala, dayı, amca, anneanne, babaanne, dede, doktor, çocuk bakıcısı, öğretmen ve tabii ki okulları yönetenlerin, Milli Eğitim Bakanlığı ve Sağlık Bakanlığı'nın elindedir.[212,213]

Bu anlamda 1 Ağustos 2013 tarihli *Posta* gazetesinde önemli bir haber yayınlandı. Haberde, "*Dersimiz şişmanlık. Milli Eğitim Bakanlığı ve Sağlık Bakanlığı okul çağındaki çocuklar arasında hızla yayılan obezite ve şeker hastalığına karşı harekete geçti. Hazırlanan proje ile şişmanlık ve diyabet ders müfredatına girecek*" deniyordu. Eğer uygulamaya konursa çocuklarımızın sağlığı açısından son derece önemli bir girişim olarak görüyorum. Ancak bu şekilde önemli olan bir girişimde, besin ve enerji değeri yüksek olan sağlıklı doğal yağların ve proteinlerin kullanılmaları gerekmektedir. Boş ve toksik kalori içeren ve temel gıda olarak dahi kabul edilmeyen yüksek glisemik indeksli yiyecek ve içeceklerin bu şekilde bir uygulama programına alınmamaları gerekir!

Ders programlarında, çocukların anlayabileceği anlatımın yanı sıra, örnekler hazırlanarak, örnekleri çocuklara hazırlatarak uygulamalı eğitimin yapılması gerekmektedir. O halde önce öğretmenlerin, anne babaların ve çocuklara bakacak olan tüm büyüklerin de eğitilmeleri gerekmektedir. Örnek verecek olursak, özellikle çocuklarımızın hayran kaldıkları baş tacı öğretmenlerimizin, rol modelleri anne ve babaların, zararlı olan şekerli içecekleri içmemeleri gerekir.

---

210 Han JC., et al., 2008 Insulin resistance, hyperinsulinemia, and energy intake in over-weight children. *J Pediatrics.* 152:612-617.

211 Robert Lustig. *FAT CHANCE. The bitter truth about sugar.* Fourth Estate Publisher. 77-85 Fulham Palace Road. London SW 8JB, 2013.

212 Richardson Alex., *They are what you feed them: how food can improve your child's behaviour, mood and learning.* The basics. 1rst ed. Harper Thorsons, An Imprint of Harper Collins Publishers 77-85 Fulham Palace Road, Hammersmith, London W6 8JB.

213 Yudkin J., *Pure, White and Deadly.* How sugar is killing us and what we can do to stop it. Reissued with a new introduction by Robert H. Lustig, MD. Reissued in Penguin Books 2012. Printed in England by Clays Ltd, St Ives plc.

Kaç yaşında olurlarsa olsunlar bebekler ve çocuklar, çevrelerinde olan her şeyi görür, her şeyi duyar, her olayı hisseder ve yaptığınız her hareketi taklit ederler! Söylediğiniz sözleri defalarca tekrarlarlar... Çocuklar, yalnız düşe kalka değil, taklit ede ede ve tekrar yapa yapa büyürler. İşte bu nedenle kronik/dejeneratif hastalıklar genetik de değildir, aynı aile içinde görülmesi, kesin olarak genetik olduğunun bir kanıtı da değildir! Taklitler sonucu aynı aile içinde görülürler.

Çocuklarımızın ve gençlerimizin sağlıklı olmalarını ve sağlıkla büyümelerini istiyorsak, onlara iyi örnekler sunmamız, sağlıklı yaşam biçimini bizzat yaşayarak göstermemiz gerekmektedir. Uyarmakla, söylemekle ya da yasaklamakla hiçbir sonuç alınmadığı bilimsel olarak da gösterilmiştir!

ÇOCUKLARI NASIL BESLERSENİZ, ÇOCUKLARA NELER SUNARSANIZ ÇOCUKLAR ODUR VE ÖYLE BİR YAŞAM BİÇİMİ EDİNEREK YAŞAYACAK VE YAŞLANACAKLARDIR!

Çocuklarda görülen hastalıkların asıl nedenini, Cerrahpaşa Tıp Fakültesi'nin Çocuk Sağlılığı ve Hastalıkları Bölümü'nde Beslenme ve Metabolizma Profesörü olan Ahmet Aydın, *Taş Devri Diyeti, 7'den 70'e Taş Devri Diyeti* ve *Otizme Çözüm Var* kitaplarında detaylı bir şekilde anlatmış ve çözüm yollarını da göstermiştir. Sağlıklı çocuk yetiştirmek isteyen herkese bu kitapları da okumalarını tavsiye ederim.

Ayrıca ABD Kaliforniya Üniversitesi Tıp Fakültesi Pediatrik Endokrinoloji Anabilim Dalı Öğretim Üyesi olan, Nöroendokrinolog (nöroloji ve endokrin profesörü) Prof. Robert H. Lustig de[214] senelerden beri şekerli yiyecek ve içecekler, trans yağlar ve fabrikasyon işlem görerek pakete girmiş yiyecekler konusunda ABD halkını uyarmakta ve zararlarını anlatmaktadır.[215]

2007 yılında, İstanbul'da 52 Avrupa ülkesinin sağlık bakanlarının katıldığı bir toplantı yapılmıştır. Toplantının bitiminde yayınlanan sonuç bildirisinde, bütün sağlık bakanları, çocuklarımıza 'junk food' denilen zehirli her türlü yiyeceğin ve gıdanın pazarlanmasının durdurulmasını oy birliğiyle istemişlerdir.[216] Tam altı yıl önce yapılan bu toplantıda alınan bu karar 'hayati' önem taşımaktadır, ancak 52 ülkeden kaçı bu karara bağlı kalmıştır? Çocuklarımızın geleceği için son derece önemli olan bu karar uygulanabilmiş midir? Türkiye'de uygulama yapılabiliyor mu? Bunlar sorulması gereken önemli sorulardır.

---

214 Lustig, Robert., *FAT CHANCE. The bitter truth about sugar.* 2013., First published in Great Britain by Fourth Estate. An imprint of HarperCollinsPublishers. 77-85 Fulham Palace Road, London W6 8JB. www.4thestate.co.uk

215 Johnson RJ., et al., 2007 Potential role of sugar(fructose) in the epidemic of hypertentension, obesity and metabolic syndrome, diabetes, kidney diseasee, and cardiovascular disease. *Am j Clin Nutr.* 86:899-906.

216 İstanbul, 2007: 52 European health ministers voted to cease marketing of junk foods to children.

Çocukları koruma amacıyla, daha sonraki yıllarda da ABD'de benzer şekilde önlemler alınmaya çalışılmıştır.[217] ABD'de, çocuklara yönelik menüler sunan lokantalarda ve iş yerlerinde, çocuk menüleriyle birlikte plastik oyuncak verilmesinin yasaklanması istenmiştir.[218] Ama uygulama soru işareti olarak kalmıştır!

UYGULAMALARIN SON DERECE SIKI BİR ŞEKİLDE DENETLENMESİ GEREKMEKTEDİR! YALNIZ KANUNLAR, YÖNETMENLİKLER, TÜZÜKLER ÇIKARARAK, PROGRAMLAR İLAN EDEREK ÇOCUKLARIMIZI VE GENÇLERİMİZİ KORUYAMAYIZ, ONLARA SAĞLIKLI BİR YAŞAM SUNAMAYIZ!

---

217 Los Angeles: 2007: Federal Communications Comisione (FCC) Deborah Taylaor-Tate: 'I expect the food industry to police itself'.

218 Santa Clara and San Francisco, 2010: 'Toy ban' on happy meals.

## KURTULUŞ REÇETESİ-13

# TATLIYA ELVEDA DE!

Şeker ve tatlı yiyip içerken kanının ağdalandığını (yoğunlaştığını), o an hissetmesen de içten içe canının acıdığını unutma!

*Tatlısız yapamam diyenlere duyurulur...*

**SORU:**

**Niçin şekere bu kadar düşmansınız, tamam çocuklardaki durumu anladık ama biz yetişkinler şöyle 'tatlı' keyfi yapamayacak mıyız?**

**CEVAP:**

Hayykitap tarafından yayımlanmış olan *Karatay Diyeti, Karatay Diyeti'yle Yaşam Boyu Sağlık, Karatay Mutfağı* ve *Karatay Diyeti'yle Obezite ve Diyabete Çözüm Var* kitaplarımda ve *Kansere Çözüm Var* kitabında yazdığım bölümde, şekerin neden en tatlı zehir olduğunu detaylı bir şekilde açıkladım. Şeker neden en tatlı zehirdir burada kısaca açıklamak istiyorum.[219,220]

Kanımızda bulunan total 5 gr kadar kan şekerini, kırmızı kan hücrelerimiz enerji olarak kullanırlar. Kırmızı kan hücrelerimizin (alyuvar hücrelerinin), diğer hücrelerde olduğu gibi çekirdekleri ve çekirdeklerde bulunun mitokondriaları yoktur. Hücre çekirdeğinde bulunan mitokondrialar enerji üreten minik fabrikalardır.

Mitokondriaları bulunmayan kırmızı kan hücreleri, hücreye girmiş olan şekeri direkt olarak enerji ya da yakıt amacıyla kullanırlar. Basit bir şekilde açıklamak gerekirse, alyuvarların (eritrosit hücrelerinin) içine giren kan glikozu, burada hemoglobinin taşıdığı oksijenle birleşerek enerji üretir.

Gıdalar ile 5 gr kadar şeker ya da hemen şekere dönüşen rafine karbonhidrat tüketildiği zaman ise, kan şekerimiz hızla 100 mg/dl olan normal değerden,

---

219 Karatay CE., *Karatay Diyeti'yle Obezite ve Diyabete Çözüm Var,* Hayykitap, İstanbul, 2013.

220 James J., et al., 2004 Preventing chid-hood obesity by reducing consumption of carbonated drinks: cluster randomised controlled trial. *BMJ*. 328: 1237.

birden 150 mg/dl'ye yükselecektir. Bu düzeye yükselen kan şekeri dokularımız için toksik olduğundan, pankreastan insülin salgılanacak ve şeker normal düzeylere indirilecektir.

İnsülin hormonunun asıl görevi ve koruyucu etkisi bu şekilde devreye girmektedir. Kan şekerini hücrelere bir an önce yerleştirerek düşürmek ve yüksek şekerin toksik etkisinden vücudumuzu korumak insülin hormonunun en önemli görevidir.

Fazla miktarda hücre içine girip de enerji olarak kullanılamayan ve artan serbest şeker ya da glikoz da hücrelere zarar vermesin diye, yine insülin hormonunun etkisi ile hücrelerde bulunan proteinlerle birleştirilir ve bir şeker+protein bileşimi ortaya çıkar!

**Peki, hücrelerin içinde oluşan bu şeker+protein bileşimi zararlı mıdır?**

Hücrelerin içinde kristalize olmuş olan şeker+protein bileşimi son derece zararlıdır! Kristalize bir hale, hücreler içinde bir çökeltiye dönüştürülen şeker ya da glikoz buraya yerleşir ve hücrelerin normal çalışmasını engelleyerek sağlığımızın bozulmasına neden olur.

Hücrelerin normal bir şekilde çalışamamaları, başta kilo alma olmak üzere, göbek yağlanması, obezite, diyabet gibi dejeneratif ve kronik hastalıkların başlamasına neden olur. Hücresel düzeyde oluşan bu metabolik bozukluklar, uzun süre klinik belirti vermeden artarak devam eder ve sağlığımızı için için kemirir.

HEPİMİZİN BİLDİĞİ EN ÖNEMLİ ŞEKER+PROTEİN BİLEŞİMİ, KIRMIZI KAN HÜCRELERİ ERİTROSİTLERİN PROTEİNİ OLAN HEMOGLOBİNİN ŞEKERLE BİRLEŞMESİ SONUCU MEYDAN GELİR. Bilimsel olarak hemoglobinin şekerlenmesine GLİKOZE OLMUŞ HEMOGLOBİN, kısaca da hemoglobin A1c, kısaltılmış olarak HbA1c diyoruz. Bunun kanda normal değerlerin üzerine çıkması sağlığa zararlıdır.[221,222]

**Ne anlama gelir bu HbA1c ve sağlığımıza nasıl zarar verir?**

Glikolize hemoglobin, yani kısaca HbA1c, bize organizmada bulunan diğer proteinlerin de şekerleme, glikolize olma oranını indirekt olarak gösteren önemli bir proteindir. Eritrositlerin içinde bulunan bir kısmı şekerleşmiş ya da

---

221 Mattiuzzi C., et al., Glycated Hemoglobin, Diabetes, and Cardiovascular Risk in Nondiabetic Adults. *New Eng J Med,* 2010;362:2031-31.

222 Selvin E.S., et al., Glycated hemoglobin, diabetes, and cardiovascular risk in nondiabetic adults. *New Eng J Med,* 2010;362:800-811.

karamelize olmuş olan hemoglobinin, yani HbA1c oranının ne kadar olduğunu bugün artık basit bir kan testiyle bile ölçebiliyoruz.

Klinikte izlediğimiz şeker hastalarının kan şekerlerinin son 3 ay içinde sıkı bir kontrol içinde olup olmadığını, kanlarında ölçtüğümüz HbA1c yüzdesini görerek değerlendirebilir, şeker metabolizması bozukluğunun derecesini ve hastalarımızın tedavilerini de HbA1c yüzdesine göre yönlendirebiliriz.[223]

Ayrıca aşırı tatlı şeker ve karbonhidrat tükettikleri zaman, sağlıklı kişilerin de hemoglobinleri ile birlikte bütün vücut proteinlerinde şekerlenme meydana gelmektedir.[224] Normal kiloda, kan insülin düzeyleri normal olan ve dengeli bir şekilde düşük glisemik indeksli yiyecekleri (sağlıklı protein+sağlıklı yağ+sağlıklı karbonhidrat) tüketen bir kişinin kanında, glikolize hemoglobin yani HbA1c oranı yüzde 4,0-4,8 kadardır. Bu bize normal şartlarda da vücut proteinlerimizde az miktarda dahi olsa şekerlenme oluştuğunu göstermektedir, bu kadar şekerlenmeyi önlememiz mümkün değildir!

Amerikan Diyabet Derneği kriterlerine göre, HbA1c oranı diyabetik olmayan kişilerde yüzde 5- 6,4 civarlarında olmalıdır. Yapılan bilimsel çalışmaların sonunda, klinik olarak yüzde 6,5'in üstünde olan HbA1c, şeker hastalığı yani diyabet olarak kabul edilmektedir.[225,226]

HbA1c oranının normal değerlerin üst sınırlarında olmasının, kalp krizi ve kanser riskini artırdığı ve her yüzde 1'lik artışın da, ölüm oranını yüzde 28 oranında artırdığı çeşitli bilimsel araştırmalarla gösterilmiştir.[227,228]

Mesela ileri yaşlardaki obezlerin/diyabet hastalarının kanında ölçülen HbA1c değerleri yüzde 8-13 saptandığı zaman, kan şekeri kontrolü son 3 aylık süre içinde kontrol altına alınamamış demektir.[229,230] Kırmızı kan hücrelerinde, normalin 2-3 katına çıkmış olan proteinin şekerlenme oranı, bütün vücut proteinlerinin de aynı oranda şekerlenmiş olduğunun bir göstergesidir. Tüm hücre-

---

223 Sacks D.B., The diagnosis of diabetes is changing: how implementation of hemoglobin A1c will impact clinical laboratories. *Clin Chem*,2009;55:612-14.

224 Bloomgaeden Z.T., Hb A1c: recommendations, debates, and questions. *Diabetes Care* 2009;32:e141-e147.

225 Sarwar N., et al., Markers of dysglycemia and risk of coronary heart disease in people without diabetes. Reykjavik prospective study and systematic review. *Plos Med* 2010 May 25; 7(5):e1000278.

226 International Expert Committee. International Expert Committee report on the role of the HbA1c assay in the diagnosis of diabetes. *Diabetes Care* 2009; 32:1327-44.

227 Gerstein HC., et al., The hemoglobin A1c level as a progressive risk factor for cardiovascular death, hospitilazation for heart failure, or death in patients with chronic heart failure: an analysis of the Candesartan in Heart Failure: Assessment of reduction in Mortality and Morbidity(CHARM) prog. *Atch Intern Med* 2008 August; 11;168(15):1699-1704.

228 Khaw et al., *Brit Med J* 2001 Jan 6;322(7277):15-18.

229 American Diabetes Association. Diagnosis and clasificcation of diabetes mellitus. *Diabetes Care,* 2010;33:Suppl 1:S62-S69.

230 National Glycohemoglobulin Standardization Program List of NGSP certified methods (updated, March 2010). (Accessed May 7, 2010, at http://www.ngsp.org/prog/index. html)

lerin proteinlerinde yüksek oranda oluşan şekerlenme, doğal olarak hücrelerin normal bir şekilde çalışmasına ve solumasına engel oluşturacaktır. Hücrelerin normal olarak çalışamamaları sonucu da çeşitli komplikasyonlar meydana gelir ve ilerler. Göz, böbrek, kalp, bacak damarlarında çeşitli damar tıkanmaları meydana gelir. Gözde katarakt oluşur.[231] Böbreklerde bozukluk meydana gelir, böbrek yetersizliği oluşur. Beyin ve tüm sinir sisteminde bozukluklar meydana gelir.

Bu sebeple, önemli olan bir insanın obez/diyabet olmadan bu hastalıklarından korunmasını sağlamaktır. Bu da çocukluktan başlar! Eğer çocuklarımıza ödül olarak şeker, çikolata, pasta, asitli ya da şekerli içecek gibi şeker oranı yüksek fabrikasyon ürünleri verirsek ya da onların gelişimini hazır bisküvi ya da mamalarla sağlamaya çalışırsak vücutlarında hastalıklara zemin hazırlamış oluruz.

### Peki, bu süreçte hastalıklar nasıl gelişiyor?

HbA1c, kanda su içinde olan glikozun, hücre içine girerek kristalize olmuş ve eritrosit proteiniyle birleşmiş, fonksiyonu ve hiçbir faydası olmayan kompllike bir moleküldür. Tek faydalı yanı ise kanda ölçülebilir olması ve tüm vücutta bulunan kristalize olmuş proteinlerin yüzdesi hakkında dolaylı bir şekilde bilgi edinmemize imkân sağlamasıdır.

Örneğin bir iki dilim ekmek ya da bir tabak pirinç pilavını ekmekle birlikte yedikten sonra, normal kişilerde dahi kan şekeri yükselir ve 2-3 saat kadar 150-250 mg/dl dolaylarında kalabilir.

Kan şekerinin yüksek kaldığı süre içinde, eritrositlerdeki hemoglobin ile birlikte, tüm vücuttaki hücrelerin proteinlerinde de şekerlenme yani glikolizasyon başlar. Bu süreçte obez/diyabet olmamız bile gerekmez! Kanımızda HbA1c değerleri yükseldikçe, örneğin göz merceğimizde bulunan protein, böbrek hücrelerimizin proteinleri, arterlerimizin ve kalp adalemizin proteinleri, derimizin proteinleri ve sinir/beyin hücrelerimizin proteinleri de hemoglobinde olduğu gibi karamelize yani glikolize olacaktır.[232,233]

Ayrıca vücut hücrelerimizde oluşan glikoze protein bileşkelerinin oranı, bir yaşlanma belirtisidir ve yaşlanmamızın önemli bir göstergesidir! HbA1c değerleri yükselip normal sınırların üzerine çıktıkça, yaşlanmanın da ona oranla hızlandığı gösterilmiştir.

---

231 Machan CM., Et al., Age-related cataract is associated with typr 2 diabetes and statin use. *Optom Vis Science.* 2012;89:1165-1171.

232 Ishibashi T, et al., Advanced glycation end product-mediated matrix metalloproteinase-9 and apoptosis via renin-angiotensin system in type two diabetes. *J Atheroscler Thromb* 2010; 17(6):578-589.

233 Gary Taubes, Good Calories, Bad Calories, A Knoopf, NY.,2007, pp45-46.

Kanımızda HbA1c normal sınırlar içinde yani yüzde 5 ve altında olduğu sürece yaşlanma hızımız da normal olacaktır. HbA1c değerleri yüzde 5'ten yüksek olduğunda ise yaşlanma hızlanacaktır. Hücrelerde şekerlenme hızlandıkça ve arttıkça yaşlanma ve hastalanma hızımız da aratacaktır.[234] Hastalıklar artacak, tedavileri de zorlaşacaktır.[235]

Kan şekerimizi çok hızlı yükselten yüksek glisemik indeksli yiyecek ve içecekleri sık sık tükettiğimiz zaman, HbA1c değerlerimiz giderek yükselecek ve organlarımızdaki bozukluklar, hastalanmalar ve yaşlanmamız giderek hızlanacaktır.

Öte yandan, 1863 yılında İngiliz Hekim William Banting'in bizzat yaşayarak gözlemlediği ve başına gelenleri anlattığı gibi, yavaş yavaş kana karışan yiyecekleri tüketirsek, yani kan şekerimizin ani çıkış ve inişlerini önleyebilirsek obezite/diyabet hastalığı ve yukarıda saydığımız birçok komplikasyondan kurtulur ve yaşlanmamızı da yavaşlatmış oluruz.[236]

Sağlıklı bir yetişkin için günde 100 gr karbonhidrat yeterlidir. Günlük karbonhidrat miktarı 100 gr'ın üstüne çıkınca sakıncalıdır. Çünkü vücudumuzu aşırı ve sürekli bir şekilde çalışmaya zorlamaktadır. Bu nedenle aşırı miktarda karbonhidrat tüketilmesi sağlıklı kişiler için de zararlıdır.

Her türlü metabolik bozukluğu zaten gelişmiş olan obezlerin/diyabetlilerin/kalp ve böbrek hastalarının (maalesef bu hastalıklar artık çocukluk çağında da görülmektedir) ise günlük karbonhidrat (yani şeker) tüketim miktarının 100 gr'dan az olması gerektiği bildirilmektedir.[237]

Bu nedenle, genel sağlık açısından üzerinde durulması gereken, hayati önemi olan ve dikkat edilecek nokta budur! Kilolu, karaciğer yağlanması oluşmuş, göbek çevresi genişlemiş olan obezlere/diyabet hastalarına, bol karbonhidrat içeren yiyecek (günde 6-7 dilim ekmek tüketmek gibi) ve içecek (meyve suyu gibi) önerilmesi son derece sakıncalıdır.

Mitokondriyaları olan her hücre, kan şekerinin azıcık bölümünü enerji kaynağı olarak kullanır. Vücudumuzda bulunan tüm hücreler, eritrositlerin dışında, kan şekerini mitokondriyalar tarafından enerjiye dönüştürür. Ancak kan şekerinin mutlaka dışarıdan alınması, karbonhidratların dışarıdan yenerek vücuda girmesi şart değildir. Bütün hücrelerin en önemli enerji kaynağı doğal hayvansal yağlardır. Özellikle, kalp ve beyin hücreleri enerji kaynağı olarak bilinenin aksine şekeri değil de yalnız doğal hayvansal yağları enerji

234 Jörgen VN, et al., *Nutrition and Metabolism* 2008; 5:14.

235 Barry G., *Trick and Treat: how 'healthy eating' is making us ill*, pg:209. Hammersmith Press Limited, 14 Greville Street, London, ECIN 8 SB. www.hammrsmithpress.co.uk

236 William Banting. Letter on Corpulance, 1863.

237 Ben-Dor M., et al., Plos ONE 2011; 6(12): e 28689.

ihtiyaçları için kullanırlar.[238]

Kalp ve beyni meydana getiren hücreler, enerji kaynakları için gerekli olan temel maddeleri sağlıklı yağlardan sağlarlar. Beyin hücrelerinde şeker/glikoz reseptörleri bulunmadığı da bilimsel olarak gösterilmiştir. Bilimsel araştırmalarla gösterilmiştir ki, hayvansal yağlardan yeterli enerji sağlanamadığı zamanlarda beyin, koruyucu mekanizma olarak karbonhidratları enerji kaynağı olarak kullanabiliyor.[239,240]

**İyi anla:**

Hücrelerimizin yaşamamız ve hayatta kalabilmemiz için sürekli enerji üreten bölümü, minik enerji fabrikaları olan mitokondriyalardır. Mitokondriyalar vücudumuz hücreleri içinde bulunan, hayatta kalabilmemiz için enerji üreten en önemli minik organlardır, yani 'organellerdir'. Mitokondriyalar olmasaydı hiçbir hücremiz yaşayamazdı. Mitokondriyaların iyi çalışabilmesi için çok az miktarda karbonhidratlara ve bolca yağlara ihtiyaç vardır. Ancak, enerji mekanizmasının sağlıklı işlemesi için yüksek glisemik indeksli karbonhidratların bulunması şartı da yoktur. Enerji üretiminin ana ve temel maddeleri yağlardan elde edilen moleküller ve oksijendir, çünkü mitokondriyalar özellikle yağları enerji kaynağı olarak kullanmaya programlanmışlardır.[241]

Mitokondriyalar için yakıtın hangi tür olduğu önemli değildir; kan şekerini, proteinleri ya da yağları enerji kaynağı olarak kullanabilirler. Bu nedenle hayatta kalabilmemiz için glisemik indeksi yüksek karbonhidratlara ihtiyacımız yoktur ama temel protein ve temel yağlara kesinlikle ihtiyacımız vardır!

**Meyve suyu neden zararlı?**

Meyve şekeri olan früktozun molekül yapısı, diğer şeker moleküllerinden oldukça farklıdır. Bu nedenle, vücuda girince diğer şekerlerden farklı olarak metabolize olmaktadır ve etkisi de farklı olmaktadır.[242,243]

Diğer bütün şekerler 6 halkalıdır, fakat früktoz 5 halkalı molekülü olan bir şekerdir. Früktoz alkol değildir ama alkol gibi 5 halkalı bir şekerdir.

---

238 Allan C., et al., *Life Without Bread. How a Low Carbhydrate Diet Can Save Your Life*, pgs 69-72. McGraw-Hill, 2000 Two Penn Plaza, New York NY 10121-2298.

239 Lawson LD., et al., *Lipids* 14 (1979):501-503.

240 Garg ML.,*Lipids* 24 (1989): 334-339.

241 Allan C., et al., *Life Without Bread. How a Low Carbohydrate Diet Can Save Your Life*, pg 64. McGraw-Hill, 2000 Two Penn Plaza, New York NY 10121-2298.

242 Nakamura M., University of Illinois At Urbana-Campain; U of I Study: Fructose Metabolism More Complicated than was Thought; December 2008.

243 Mayes. Intermediary diary metabolsm of fructose. *Am J Clin Nutr*, 1993;58:754S-765S.

Taze sıkılmış ya da hazır alınmış endüstriyel meyve suları, hızla kana geçer ve kan şekerini yükseltir. Ancak buradaki şeker früktoz olduğu için aşırı bir şekilde kan insülinini yükseltmez, çünkü diğer şekerler gibi değildir!

Biliyoruz ki, diğer şeker ve tatlıların etkisi ile kan şekeri yüksekliği sonucu pankreastan hızlı bir şekilde insülin salgılanmaktadır. Früktoz ise hemen insülin salgılanmasına neden olmaz. Kana geçer geçmez doğrudan karaciğere gider ve orada yağa dönüştürülerek depo edilir.[244] Alkole benzeyen früktozun, hızlı bir şekilde karaciğeri yağlandırması bu nedenledir. Früktozun, karaciğer için glikozdan 7-10 kat daha toksik olduğu bildirilmiştir.

Früktozu vücudumuz enerji olarak kullanmaz. Früktoz, beynimizi alkol gibi etkileyerek melekelerimizi altüst etmez, ama alkole bağlı olmayan karaciğer yağlanmasının nedenidir.[245]

Karaciğerin yağlanmasına neden olan früktozun insülin direncini başlattığı ve artırdığı birçok bilimsel çalışma ile gösterilmiştir.[246]

İnsülin direncini bu şekilde başlatan früktoz, genel olarak temel halk sağlığı sorunlarını da başlatmaktadır ve sağlığa son derece zararlıdır. Birçok hastalığa neden olmaktadır.[247]

Früktoz kan yağlarından trigliseridleri (VLDL) yükseltir. Kardiovasküler hastalıklar için risk faktörüdür.[248] Ayrıca ürik asidi yükseltir, gut hastalığı yapabilir.[249,250]

**Früktozun, yani meyve şekerinin/nişasta şekerinin vücudumuzda toksik düzeyde olup olmadığını öğrenmek mümkün mü?**

Tabii ki öğrenebiliriz, hem son derece kolaylıkla... Kanımızda bulunan früktoz şekerini, kan şekeri olan 'dekstroz' gibi ölçemiyoruz ama onunla son derece sıkı ilişki halinde olan 'ürik asidi' basit bir kan testi ile ölçebiliyoruz. Bu alanda yapılmış olan son araştırmalara göre; ürik asidin normal kan değeri 3-5,5 mg/dl civarlarında olmalıdır.

Dr. Richard Johnson bu konunun uzmanıdır ve ürik asit değerlerinin er-

---

244 Parker HA., Sweet problem; Princeton Researches Find that High-Fructose Corn Syrup Prompts Considerable More Weight Gain. *News at Princeton*, March 2010.

245 Xiaosen O., et al., Fructose Consumption as a Risk Faetor for Non-alcoholic Fatty Liver Disease. *J Hepatol*, 2008 June;48(6):993-999.

246 Skerret PJ., Harvard Publications; Is Fructose Bad For You; April 2011.

247 *Nutrients*, 2011 March; 3(3):341-369.

248 Bantle JP., et al., Effects of dietary fructose on plasma lipids in healthy subjects. *Am j Clin Nutr*, 72(5):1128-1134. PMID 11063439.

249 Choi, et al., Soft drinks, fructose consumption, and risk of gout in men: prospective cohort study. *BMJ* 5 December; 2011.

250 Gout surge blamed on sweet drinks. *BBC News*, 2008-02-01.

keklerde 4mg/dl, kadınlarda 3,5 mg/dl civarında olmasının normal olduğunu bildirmektedir. Dr. Johnson, kan ürik asit değerlerinin 5 mg/dl olmasını ise 'früktoz toksisitesi' olarak bildirmektedir.

**KURTULUŞ REÇETESİ-14**

# DİYABETLİYSEN BU ÖNERİLERE KULAK VER!

## Hastalıkları önlemek kendi elimizdedir, doktor da olsa kimsenin elinde iyileştirici bir 'sihirli değnek' yoktur!

*Hasta olduktan sonra sağlıksız kötü alışkanlıklarını bırakmadan, doktor reçetesi ya da mucize bir ilaçla iyileşme yolu arayanlara duyurulur...*

**SORU:**
**Nasıl kendi kendimizin doktoru olabiliriz?**

**CEVAP:**

Tabii ki, en baştan beri söylediğimiz ve bilimsel kanıtlarla gösterdiğimiz gibi, eskiden yalnız ileri yaşlarda görüldüğü bilinen ama artık çocuklarımızda ve gençlerimizde de ortaya çıkan hormonal dengesizlikleri, metabolizma bozukluklarını ve enzim bozukluklarını önlemek ve düzeltmek kendi elimizdedir. Bu hastalıklar genetik değildir!

Yüksek glisemik indeksli yiyecek ve içeceklerin aşırı miktarda tüketilmesi sonucu gelişen insülin direnci, çocuklarımızda, erken yaşlarda birçok hastalığın ortaya çıkmasının nedenidir.

Aşırı şeker tüketimi bağışıklık sistemini de ciddi bir şekilde zayıflatmaktadır. Bu nedenle çocuklarımızda infeksiyon hastalıkları, her türlü alerjik hastalıklar, özellikle alerjik astıma benzer hastalıklar sıklıkla görülmektedir.

Yanlış bilgiler ve yanlış beslenme biçimlerinin senelerce uygulanması sonucu, bütün dünyada olduğu gibi ülkemizde de genetik olmayan obezite, diyabet ve kalp hastalıkları giderek artmıştır. Bu metabolizma bozukluklarının ve hormonal dengesizliklerin artışına paralel olarak da ölümcül hastalıklar ve bu hastalıklara bağlı sakatlıklar da giderek artmıştır.[251,252]

16 Haziran 2013 tarihinde, Amerikan Kalp Derneği'nin prestijli kalp hastalıkları tıp dergisi olan *Journal of the American Heart Association*'da yayınlanan bilimsel çalışmada, aşırı şeker tüketiminin kalp yetersizliğine de sebep olduğu bildirilmiştir.

Emory Üniversitesi Tıp Fakültesi Kalp Nakil Merkezi araştırmacılarının yönettiği çalışmada, aşırı şeker tüketimi sonucu, glikoz-6-fosfataz (G6P) adlı bir enzimin kanımızda yükseldiği görülmektedir. Araştırmacılar, aşırı yüksek olan glikoz-6-fosfataz (G6P) enziminin, kalp hücrelerine zarar vererek kalbin pompalama gücünü azalttığını (kalp yetersizliği dediğimiz durum) göstermişlerdir. Bu bağlamda, oldukça önemli olan bir noktaya daha dikkat çekmişler ve diyabet hastalarının kullandıkları 'Metformin' adlı ilacın, G6P enzim düzeyini düşürerek kalp adalesinin güçlenmesine neden olduğunu bildirmişlerdir.[253,254]

**Diyabet ilacı metforminin özelliği nedir?**

Jenerik bir isim olan Metformin, Tip-2 diyabet hastaları için önemli olan bir ilaçtır. Ülkemizde çeşitli piyasa isimleriyle satılmaktadır. 1922 yılında keşfedilmiştir. 1940 yıllarından beri diyabet hastalığının tedavisinde kullanılmaktadır.[255]

Metformin diyabet hastalarında ve insülin hormonu yükselmiş olan obezlerde, insülin direncini kırmak için (bütün vücut hücrelerinde bulunan sağırlaşmış insülin reseptörlerinin, insülinin sesini duyabilmelerini sağlamak için) senelerdir kullanılmaktadır. Görevi hücrelerin, insülinin etkisini kullanabilmelerini sağlamaktır. Diğer diyabet ilaçları gibi insülinin salgılanmasını tetiklemez!

Tip-2 diyabet hastalığı bir insülin direnci hastalığıdır, kanda insülin yüksekliği vardır, insülin azlığı yoktur. Tipik bir hormonal dengesizliktir. Hatta hastalık bile değildir, hormonal dengesizliğin düzeltilmesi ile diyabet hastalığı da düzelmektedir.[256,257]

---

251 Nagkawa T., et al., 2006 Hypothesis:fructose-induced hyperuricemia as a casual mechanism for the epidemic of the metabolic syndrome. *Nat Clin Pract Nephrology.* 1:80-86.

252 Nguyen S., et al., The association of sugar sweetened beverage consumption with serum uric acid and blood pressure in a nationally representative sample of adolelescents *J Pediatr.*

253 Jack Roy R., et al., Too Much Sugar Can Cause Heart Failure. *J Am Heart Assoc.*

254 Nordqvist J.,(2013, June 16). 'Too Much Sugar Can Cause Heartr Failure'. *Medical News Today.* www.medicalnewstoday.com/articles/262014.php

255 Clinical Guidelines Task Force, International Diabetes Federation (2005). 'Glucose control: oral therapy). In Global Guideline for Type 2 Diabetes. Brussels: International Diabetes Federation, 35-8. Nov 2007.

256 Hyman M., *The Blood Sugar Solution.* Publisher little, Brown and Company. 2012. Hachette Book Group, Inc. Ebook ISBN 978 1 444 76057.

257 Nurçin Çağlar ve Okan Çağlar hikayesi. https://www.facebook.com/ObezliktenKurtul

İlk bölümlerde de açıkladığım gibi, insülin yüksekliği olan kişilerin organizması, dokuları, organları ve hücreleri, anabolik metabolizma süreci içindedir (devamlı yağ hücrelerinin yapılması ve artması).

Metformin, anabolik olan metabolik ve hormonal bozukluk sürecini, katabolik bir metabolizma sürecine (yağ hücrelerinin yıkılması) dönüştürmeye ve hormonal dengeyi sağlamaya yardım etmektedir!

Tip-2 diyabetin diğer bir tanımlaması da, 'insüline ihtiyacı olmayan diyabet hastalığı'dır (NIDDM).[258] Bu sebeple Tip-2 diyabet hastalarına kan şekerleri düşsün diye 'insülin hormonu' vermek, onların insülin direncini ve yağlanmalarını daha da artırarak geri dönülmez bir 'kısır döngü' içine sokmaktadır. Tip-2 diyabet hastaları sağlıklı ve doğru beslenmeye başladıkları ve devam ettirdikleri süre içinde kan şekeri yüksekliğinden kurtulmaktadırlar.

Tip-2 diyabet hastalarının ilk seçeneği, sağlıklı yaşam biçimi ve sağlıklı beslenme olmalıdır. Destek ve yardımcı olarak da, tabii ki hekimlerine danışarak, gerekli durumlarda metformin kullanılabilir.

Schwarz ve arkadaşları, insülinleri normal ya da yüksek olan bir grubu, eşit kalorili bir beslenme vererek izlemişlerdir. Günlük kalori miktarı eşit olan bu kişilerin yarısı fazla yağ ve az karbonhidratlı yemeklerle beslenmiş, diğer yarısı da yüksek karbonhidrat ve az yağlı beslenme şeklinde eşit günlük kalorilerini almışlardır. 2003 yılında yayınlanmış olan bu çalışmada, aşırı yağlı ve düşük karbonhidratla beslenen grupta karaciğer yağlanmasının azaldığını ve insülin reseptörlerinin normal bir şekilde çalışmaya başladığını bildirmişlerdir.[259]

**Peki, şeker hastaları nasıl beslenecekler?**

Bu sorunun cevabı oldukça basittir: Bütün şeker hastalarının tek hedefleri ve amaçları insülin dirençlerini kırmak olmalıdır. Kitaplarım da zaten bu amaçla kaleme alınmıştır! *Karatay Diyeti, Karatay Diyeti'yle Yaşam Boyu Sağlık, Karatay Mutfağı* ve *Karatay Diyeti'yle Obezite ve Diyabete Çözüm Var* adlı kitaplarımda hassas dengeyi sağlamayı amaçlamaktayım. Öncelikle mutfağınızı Karatay Mutfağı'na çevirmenizi ve kitaplarımdaki önerileri uygulamanızı tavsiye ederim...

Özellikle, *Karatay Diyeti'yle Obezite ve Diyabete Çözüm Var* kitabımda bu konuyu içeren tüm bilgi ve önerileri bulabilirsiniz. *Karatay Mutfağı* kitabında da neleri nasıl tüketmeniz gerektiği konusunda mevsimlere göre tüm detayları ile bulabilirsiniz.

---

258 Karatay CE., *Karatay Diyeti'yle Obezite ve Diyabete Çözüm Var*! Hayykitap, İstanbul, 2013. www.hayykitap.com

259 Schwarz JM., et al., 2003 Hepatic de novo lipogenesis in normoinsulinemic and hyperinsulinemic subjects consuming high-fat, low-carbonhydrate and low-fat hycarbonhyrate isoenergetic diets. *Am J Clin. Nutr.* 77:450.

Tip-2 diyabet hastaları, yüksek glisemik indeksli tüketmeyip düzenli hareket etmeye başladıkları andan itibaren insülin ihtiyaçları ve gereksinmeleri giderek azalmaktadır. Hekimlerinin sıkı kontrolü altında, zaman içinde insülin hormonu tedavisinden de kurtulmalarının mümkün olduğu bildirilmiştir.[260,261,262]

**Diyabet hastalarında gelişmiş olan bütün hormonal dengesizliği nasıl düzelteceğiz, özetleyebilir misiniz?**

Gelişmiş olan hormon dengesizliği düğmeye basmakla 1-2 gün ya da 3-4 hafta içinde düzelmez. Öncelikle bunu bilelim ve bunun bilincinde olalım!

Şu dört madde sabırlı bir şekilde uygulanabilirse hormonal bozukluklar ve dengesizlikler düzelebiliyor:

1. Kan insülin düzeyi düşürülmeli! İnsülin ve leptin direnci kırılmalı! Uzun lafın kısası insülin hormonu 5 IU/ml olacak ve hayat boyu bu düzeyde tutulmaya çalışılacak. Bu nedenle yüksek glisemik indeksli yiyecekler (rafine olmuş karbonhidratlar, şekerler ve şekerli içecekler) tüketilmeyecek. Sürekli olarak hareket edilecek. Sık sık yemek yenmeyecek!
2. Kanda açlık insülinine baktırılmalı. Eğer, açlık insülin hormonu 10 IU/ml'nin üstüne çıkmışsa, hekime danışarak gerekiyorsa (hekiminizin önerdiği dozda) metformin kullanmaya başlanmalı.
3. Her gün 2-2,5 litre su içilmeli.
4. Bu uygulamalar tam anlamıyla yapılırsa acıkma hissi ölür! "Doyamayacağım" hissi yok edilir. Sürekli "neyi nasıl yiyeceğiz" sorusunu düşünmekten kurtuluruz.

**Hormonlarımız mı bizi acıktırıyor, sürekli açlık hissinin sebebi ne?**

Evet, hormonlarımızdaki dengesizliğin gelişmiş olması, anabolizan ve katabolizan hormonlarımızın azalmaları ya da çoğalmaları veya etki edememeleri sonucunda açlık hissediyoruz. Bir şeyler yemediğimiz ya da atıştırmadığımız için değil! Bu bağlamda, insülin, glükagon ve leptin hormonlarından başka hormonlarda da bulunmaktadır. Özellikle, midede ve bağırsaklarımızda salgılanan birkaç hormonun etkilerini ve görevlerini de açıklamamız gerekiyor.

En başta, ÖNCELİKLE AÇLIK HİSSİNİN ÖNÜNÜ ALMAK İÇİN Mİ-

260 www.drhyman.com/acpm/life style medicine.

261 Lim EL, et al., Reversal of type 2 diabete: normalisation of beta cell function in association with decreased pancreas and liver tria-cylglycerol. *Diabetologia*. 2022 Oct;54(10):2506-14.

262 Henry B, et al., Reversing diabetes and obesity naturallya NEWSTART lifestyle program. *Diabetes Educ.* 2004 Jan-Feb;30(1):48-50,55-56,58-59.

DEMİZDE SALGILANAN 'GHERLİN' HORMONUNUN SALGILANMASINI AZALTMAMIZ GEREKMEKTEDİR. Bu nedenlerle, bol ve güçlü, sağlıklı protein, sağlıklı karbonhidrat ve sağlıklı yağların bulunduğu bir kahvaltı yani krallar gibi Karatay Kahvaltısı yapılmalıdır. Yatmadan 4 saat önce hiçbir şey yenmemesi ve iyi uyku uyumak da gerekmektedir.[263]

Ayrıca, AÇLIK HİSSİNİN ÖNÜNÜ ALMAK İÇİN 'PYY' DENİLEN, İNCE BAĞIRSAKLARIMIZDA SALGILANAN VE TOKLUK HİSSİ VEREN HORMONUN SALGILANMASINI ARTIRMAK[264] GEREKMEKTEDİR. *Karatay Mutfağı* kitabında yer alan 'Karatay Kahvaltı Tabağı' bu amaçla faydalı olmakta ve kilo verdirerek, obezite ve şeker hastalığının önlenmesini sağlamaktadır.

Krallar gibi, sağlıklı güçlü protein, sağlıklı yağ ve sağlıklı karbonhidrat içeren (glisemik indeksi düşük yiyeceklerle yapılan) bir kahvaltı sonucunda hazım süresi uzamaktadır. Hazım süresinin yavaş olması ve uzun sürmesi de, yenen gıdanın incebağırsaklara kadar ulaşması demektir. Yediklerimiz incebağırsaklarımıza kadar gidince, beynimiz oldukça önemli bir mesaj gitmektedir. Nasıl bir mesaj? "*Bağırsaklarda hâlâ yemek bulunmaktadır, yani hazım süresi devam etmektedir, organizmanın kaloriye/enerjiye henüz ihtiyacı yoktur*" gibi bir mesaj!

İşte bu şekilde anlamlı bir mesajı, bağırsaklarımızda salgılanan PPY hormonu, beynimizin açlık ve tokluk merkezine iletecektir.

Ancak sık sık ve azar azar bir şeyler atıştırdığımız zaman ya da rafine olmuş çabuk hazmolan karbonhidratlarla ve şekerli içeceklerle (yüksek glisemik indeksli yiyeceklerle) beslendiğimizde, PPY hormonunun salgılanması engellenmektedir. Bu durumda, beyne de sürekli olarak organizmanın yiyeceğe ve enerjiye/kaloriye ihtiyacı olduğu iletisi gönderilmektedir.

GHERLİN VE PPY HORMONLARI SALGILANAMADIKLARI ZAMAN DA BEYİNDE AÇLIK HİSSİ DEVAM EDİP DURMAKTADIR!

İşte bu sebeple mide ve bağırsaklarımızdan bu hormonların salgılanmalarına fırsat tanımamız gerekmektedir! Bol yağlı, bol proteinli ve az miktarda düşük glisemik indeksli karbonhidratlarla beslenirsek bu sorunu kökünden çözebiliriz. Karatay Diyeti'nin temelinde bu bilimsel gerçekler bulunmaktadır.

KARATAY DİYETİ 'SÜREKLİ AÇLIĞI' ÖLDÜRMEKTEDİR!

KARATAY DİYETİ'Nİ UYGULADIĞINIZ ZAMAN BİR STRES HORMONU OLAN VE STRESE BAĞLI OLARAK YÜKSELMİŞ OLAN 'KORTİ-

---

263 Brown J., et al., Appetite Hormones and Energy Intake In Obese Men After Consumption of Freucrose, Glucose and Whey Protein Beverages. *Int J Obes.*31(2007):1696-1703.

264 Stunkard AJ., et al., Two Forms of Disordered Eating in Obesity: Binge Weating and Night Eating. *Int j Obes.* Related Met. Disord.27(2003):1-12.

ZOL' HORMONUNUN DÜZEYİ DE DÜŞECEK, SÜREKLİ AÇLIK HİSSİNİZ ORTADAN KALKACAKTIR.

Kronik stresimizi azaltmak için en ucuz ve en kolay yol muntazam bir şekilde, düzenli ve sürekli olarak kendi tempomuzda her gün en az 20 dakika yürümektir.

Ayrıca su kenarında vakit geçirmek ya da uzun uzun denizde yüzmektir. Diğer bir deyişle, denizde uzun süre vakit geçirmektir. Yarışır gibi hızlı yüzmek değil de, denizde su içinde kalmak aynı zamanda sevdiğiniz bir şarkı mırıldanmak, şiir okumak ya da aorebik hareketler yapmaktır.

Sevdiklerinizle eğlenip dans etmek, çayda çıra oynamak, kol bastı yapmak ya da halay çekmek, eğer biliyorsanız ya da becerebiliyorsanız tango yapmak da diğer alternatiflerdir. Sevdiğiniz bir müziği dinlemek ya da mırıldanmak bile stresinizin azalmasına neden olur.

Bu kadar yorulduktan sonra rahat, derin ve iyi bir uyku da stresinizi giderek azaltacaktır.

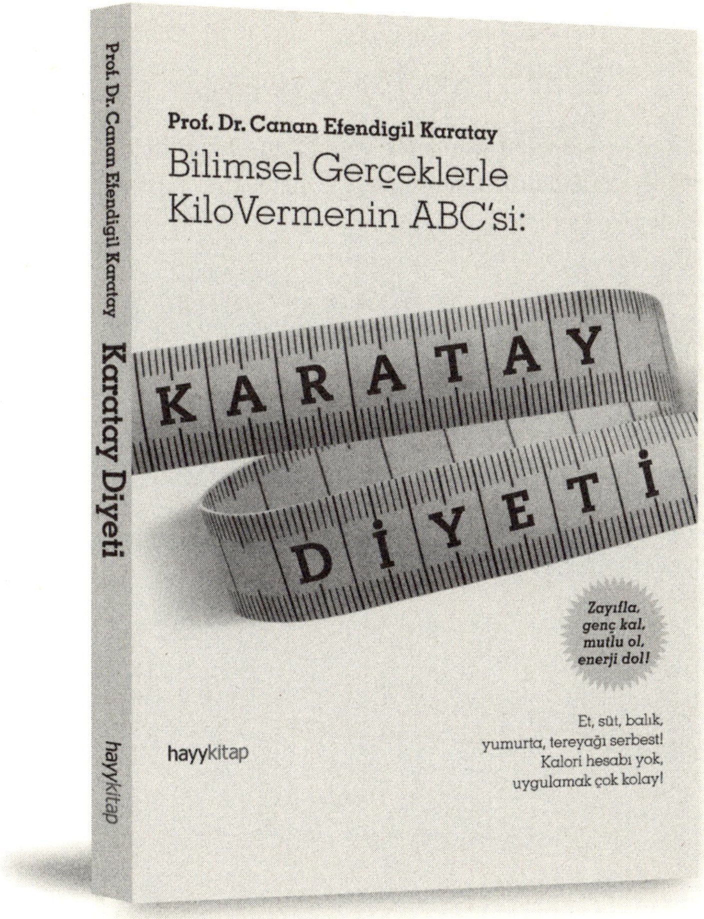


Prof. Canan Efendigil Karatay'ın ilk kitabı. Türk insanı için 'en uygun', 'en iyi sonuç' veren Karatay Diyeti'nin temel prensiplerini; kilo vermenin ve kiloları geri almamanın püf noktalarını yani işin ABC'sini anlatıyor. Prof. Karatay, bu diyetin eksiksiz uygulanması durumunda başarı şansının yüzde 100'e yakın olduğunu vurguluyor.

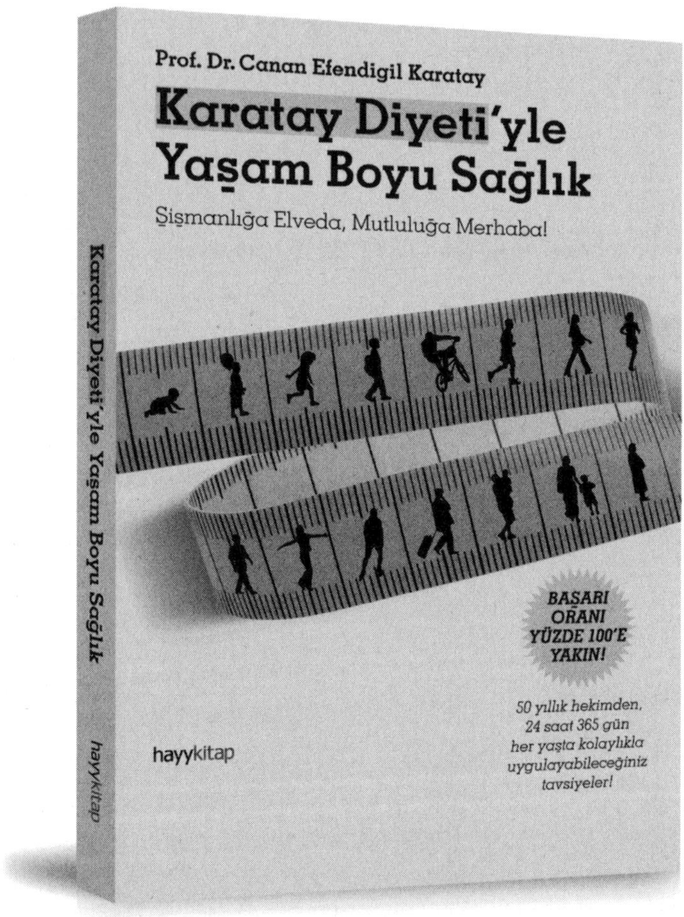


Prof. Karatay'ın ikinci kitabı birinci kitabın devamı niteliğinde. İkisi birbirini tamamlıyor. Kilo verememe ya da kilo vermenin zaman alması konusu ve bunun çözümü anlatılıyor. Kilo vererek dejeneratif hastalıklardan nasıl korunduğumuz konusu daha da detaylandırılıyor. Karatay Diyeti uygulayanların merak ettiği tüm özel sorular tek tek yanıtlanıyor, yaş gruplarına özel öneriler de veriliyor.

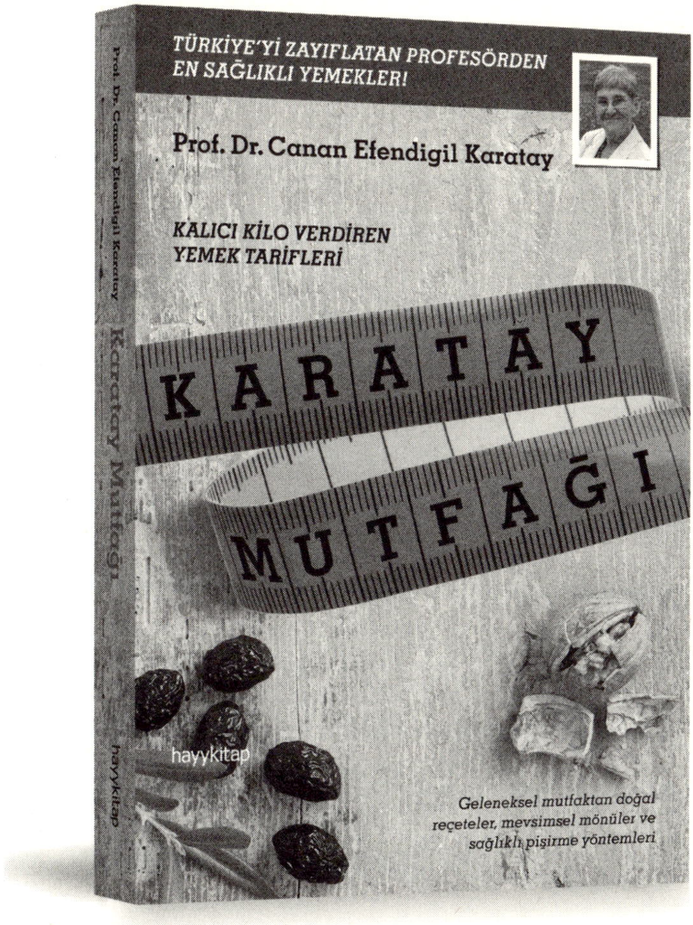


Prof. Karatay'ın üçüncü kitabı *Karatay Mutfağı* Türkiye'nin 'en sağlıklı' yemek kitabı. Sağlığını (ve kilosunu) önemseyen ama ağız tadından da taviz vermek istemeyenler için ideal. Çorbalardan salatalara, mezelerden yumurtalı yemeklere, zeytinyağlılardan et ve balık yemeklerine tamamı denenmiş onlarca leziz tarife bayılacaksınız. Kitabın en ayırt edici özelliği ise içinde yer alan tariflerin kilo vermenize yardımcı olması. Çünkü tariflerin hepsi düşük glisemik indeksli.

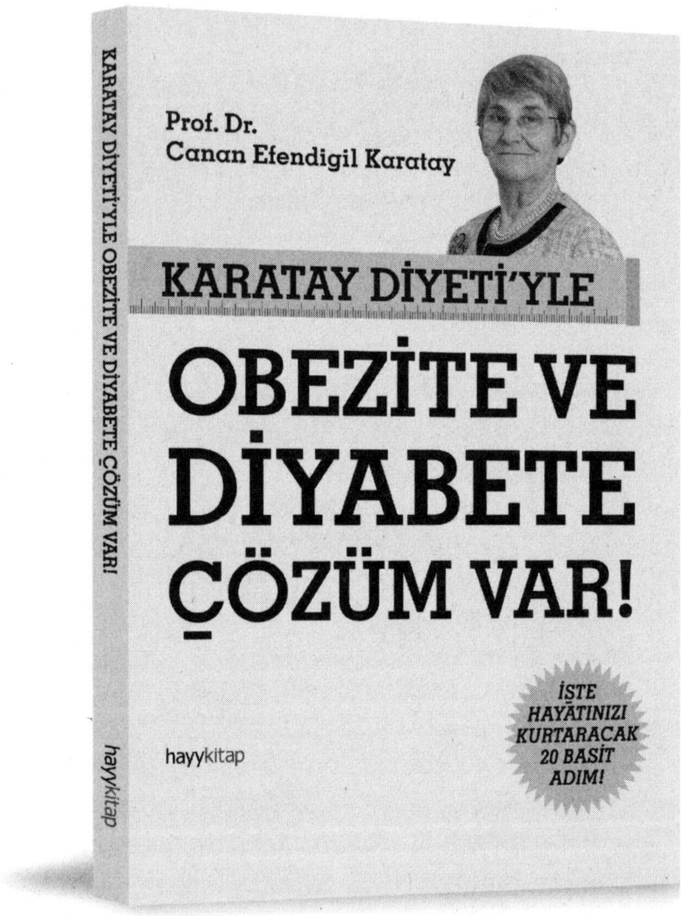


Prof. Canan Karatay'ın dördüncü kitabı *Karatay Diyeti'yle Obezite ve Diyabete Çözüm Var!* diyabet hastalarından gelen yoğun talebe yanıt vermek için yazıldı. Prof. Karatay bu kitapta obezite ve diyabet hastalığının nasıl geliştiğini ve nasıl düzeltilip önlenebileceğini anlatıyor. Her tür şekerin vücuda nasıl zarar verdiğini gözler önüne seriyor. İnsülin direncinden ve hipoglisemi ataklarından kurtulmanın şifrelerini veriyor! Kitaptaki 20 basit adımı uygulayanlar sadece fazla kilolardan değil, diyabetten ve kalp-damar hastalıklarından da kurtulabilecek.